Anette Huhn

Katzenkrankheiten

Herausgegeben von Prof. Dr. Hellmut Woernle
2., völlig neu bearbeitete und aktualisierte Auflage

67 Farbfotos
22 Zeichnungen
10 Tabellen

Inhaltsverzeichnis

Vorwort **5**

Die gesunde Katze – Körperbau und Körperfunktionen **7**
Haut 7
Sinnesorgane 8
    Auge 8
    Ohr 9
    Geruch und Geschmack 10
Verdauungsapparat 11
    Zähne 11
    Verdauungskanal 11
Kreislaufsystem 12
    Herz 13
    Lunge 13
    Blut 14
    Lymphgefäßsystem 16
Harnorgane 16
Geschlechtsorgane 17
    Die männlichen Geschlechtsorgane 17
    Die weiblichen Geschlechtsorgane 17
    Trächtigkeit und Geburt 18
Bewegungsapparat 19
Nervensystem 19
Hormonsystem 21
    Schilddrüse 21
    Nebenschilddrüse 21
    Nebennieren 21

Fütterung **22**
Zusammensetzung des Futters 22
    Proteine 22
    Fette 22
    Kohlenhydrate 22
    Vitamine 22
    Biotin 23
    Mineralstoffe und Spurenelemente ... 23
    Fertigfutter oder selber kochen? 23
    Fütterungsmanagement 24
Energiebedarf 24
Übergewicht 25
Flüssigkeitsbedarf 26
Aufzucht mutterloser Welpen 26
Diät bei verschiedenen Erkrankungen ... 27

Pflege **28**

Allgemeine Tipps für Katzenhalter **29**
Tätowierung 29
Chip 29
Transport 30
Reisen mit der Katze 30
    Reisen innerhalb Europas 30
    Reisen außerhalb Europas 31
Krankenversicherung 31
Euthanasie und Tierkörper-
    beseitigung 31

Krankheiten und ihre Ursachen **32**

Erkennen von Krankheiten **34**

Vorbeugende Maßnahmen **35**
Allgemeine Maßnahmen 35
Schutz vor Parasiten 35
    Flöhe und Zecken 35
    Entwurmung 35
Schutzimpfungen 36
    Prinzip der Schutzimpfung 36
    Schutz der Welpen durch
    mütterliche Antikörper 37
    Allgemeines zu den
    Schutzimpfungen 37
Fruchtbarkeitskontrolle 38

Hinweise zum Umgang mit kranken Katzen **39**
Fiebermessen 39
Medikamenteneingabe 39
Schutz der Operationswunde 40

Notfallmaßnahmen **41**
Künstliche Beatmung 41
Transport zum Tierarzt 41
Blutungen 41
Verbrennungen 41
Vergiftungen 41

Checkliste für den Tierarztbesuch 42

Infektionskrankheiten 43
Virusinfektionen 43
    Katzenschnupfen 43
    Influenza-A-Virusinfektion 44
    Katzenseuche (Parvovirose) 45
    Leukose 45
    Katzen-AIDS (FIV) 47
    Infektiöse Bauchfellentzündung (FIP) 47
    Tollwut 49
    Aujeszkysche Krankheit (Pseudowut) 49

Vergiftungen 50

**Erkrankung von Haut
und Haarkleid** 52
Haarausfall 52
    Leckbauch (Psychogene Alopezie) 53
Fettschwanz 53
Parasitäre Hauterkrankungen 54
    Flohbefall 54
    Milbenbefall (Räude) 56
    Herbstgrasmilben 56
    Zecken 57
    Fliegenmaden 57
Pilzinfektionen 58
Bakterielle Hautinfektionen 59
    Akne 59
    Phlegmone 59
    Abszess 60
Allergisch bedingte Hauterkrankungen 60
    Miliares Ekzem 60
    Eosinophiles Granulom 61
Ernährungsbedingte Hauterkrankungen 62
Analdrüsenentzündung 62

Erkrankungen der Augen 63
Tränenfluss 63
Vorfall des dritten Augenlids 64
Bindehautentzündung 64
Erkrankungen der Hornhaut 65
    Hornhautverletzungen 65
    Hornhautentzündung 65
    Hornhautgeschwür 66

Erkrankungen der Ohren 67
Ohrmilbenbefall 67
Entzündung des äußeren Gehörgangs 67
Mittelohrentzündung 68
Othämatom 68

**Erkrankungen des
Verdauungstraktes** 69
Erkrankungen der Zähne
    und des Kiefers 69
    Verletzungen der Zähne 69
    Zahnstein 70
    Zahnfleischentzündung 70
    FORL (Feline Odontoklastische
    resorptive Läsionen) 71
    Zahnwurzelentzündungen 71
Erbrechen 72
    Haarballen 72
    Magenschleimhautentzündung
    (Gastritis) 73
    Fremdkörper im Magen
    oder Darm 73
Durchfall 74
Wurmbefall 75
    Spulwürmer 75
    Hakenwürmer 77
    Bandwürmer 77
Einzellige Parasiten 79
    Kokzidiose 79
    Giardiose 79
Verstopfung 79
Leberentzündung (Hepatitis) 80
Bauchspeicheldrüsenentzündung 81
Diabetes mellitus
    (Zuckerkrankheit) 82

**Erkrankungen der Atemwege
und des Kreislaufsystems** 83
Rachen- und Mandelentzündung 83
Bronchitis 84
Asthma 84
Lungenentzündung 84
Herzinsuffizienz 85
Bluthochdruck (Hyperton ie) 86
Blutarmut 86

Erkrankungen der Harnorgane 87
Blasenentzündung 87
Blasensteine und Harngrieß 87
Verschluss der Harnröhre 88
Niereninsuffizienz 88

**Erkrankungen der
Geschlechtsorgane beim Kater** 90
Kryptorchismus 90
Harnspritzen 90

**Erkrankungen der
Geschlechtsorgane bei der Katze** 91
Gebärmutterentzündung 91
Gesäugeentzündung 91
Gesäugetumore 92

**Störungen der Trächtigkeit
und der Geburt** 93
Abort 93
Geburtsschwierigkeiten 93
Nachgeburtsverhalten 94
Eklampsie 94

**Erkrankungen des
Bewegungsapparates** 95
Verstauchungen 95
Ausrenkung 95
Gelenkentzündungen 96
Arthrose 96
Knochenbrüche 97

**Erkrankungen des
Nervensystems** 98
Kippfenstersyndrom 98
Epilepsie 99

**Krankheiten des
Hormonsystems** 100
Schilddrüsenüberfunktion
  (Hyperthyreose) 100

Tumore 101

Verhaltensstörungen 103
Aggressivität gegenüber Artgenossen 103
Aggressivität gegenüber Menschen 103
Unsauberkeit 104

**Von Katzen auf den Menschen
übertragbare Krankheiten
(Zoonosen)** 105
Tollwut 105
Toxoplasmose 105
Echinokokkose 106
Hautpilzinfektionen 106

Verzeichnisse 107
Glossar 107
Literatur 108
Bildquellen 108
Impressum 109
Stichwortverzeichnis 110

Vorwort

Zehn Jahre nach Erscheinen der ersten Auflage dieses Buches wurde es notwendig, den Inhalt zu aktualisieren. Wie in der Medizin, so erweitert sich auch in der Tiermedizin das Wissen über Krankheiten ständig und neue, bessere Behandlungsmethoden werden entwickelt.

Mit der besseren medizinischen Versorgung seitens Tierarzt und Besitzer ist die durchschnittliche Lebenserwartung der in menschlicher Obhut lebenden Katzen gestiegen. Mit dem höheren Lebensalter wiederum gewinnen Krankheiten an Bedeutung, die früher nur selten beobachtet wurden. So sind beispielsweise der Bluthochdruck und die Schilddrüsenüberfunktion typische Erkrankungen der alten Katze, die in diesem Buch neu hinzugekommen sind.

Wie bereits die erste Auflage soll dieses Buch Hilfestellung geben, Krankheitsanzeichen zu erkennen und folgerichtig einzuschätzen, wann und ob ein Tierarztbesuch notwendig ist. Darüber hinaus kann es Antworten geben auf Fragen, die vielleicht erst nach dem Tierarztbesuch auftauchen. Meine Kunden benutzen es eigenen Angaben zufolge auch gerne dazu, die mündlich beim Besuch erhaltenen Informationen nochmals nachzulesen.

An dieser Stelle möchte ich, weil ich nicht nur Tierärztin, sondern selbst auch Katzenhalterin bin, dieses Buch einer Katze widmen, die mich über 15 Jahre meines Lebens begleitet und somit am Entstehen dieses Buches von Anfang an mitbeteiligt war: meinem Kater Lubitsch, den ich leider Anfang dieses Jahres durch eine Tumorerkrankung verloren habe (Foto Seite 6).

Köln, Sommer 2006
Anette Huhn

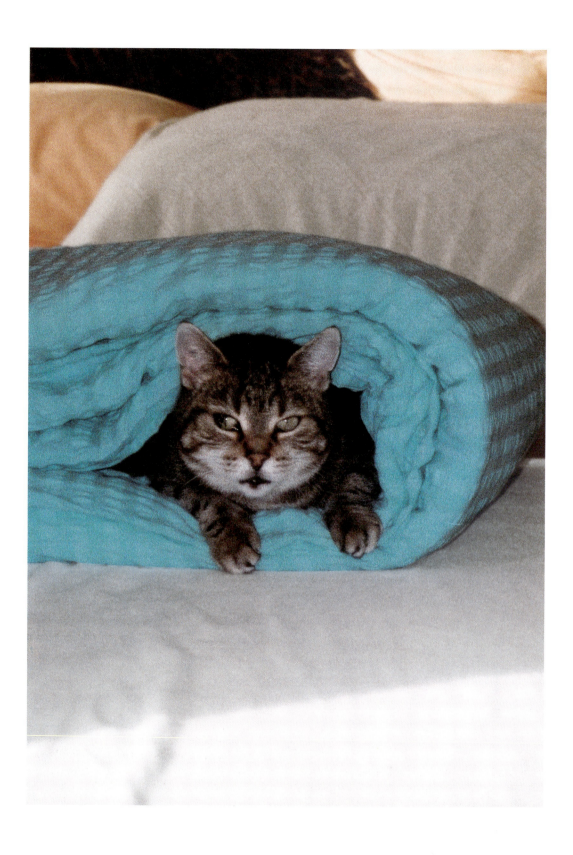

Die gesunde Katze – Körperbau und Körperfunktionen

Katzen gehören, zoologisch gesehen, unter den Säugetieren zu den Fleischfressern (Carnivoren). In dieser Ordnung bilden sie mit Löwen, Tigern und anderen Wildkatzen die Familie der Katzenartigen (Felidae).

Entsprechend weist ihr Körper die allen Raubtieren gemeinsamen Merkmale auf: ein kräftiges Gebiss mit Fang- und Reißzähnen, ein ausgezeichnetes Riech- und Sehvermögen sowie ein gutes Gehör.

Alle Katzen sind Zehengänger, wodurch sie schneller als Sohlengänger laufen können. Diese Fähigkeit nutzen sie – mit Ausnahme des Geparden, der seine Beutetiere hetzt – allerdings nicht bei der Jagd. Sie schleichen sich an ihre Beute heran oder liegen stundenlang auf der Lauer, um sie dann im geeigneten Moment anzuspringen. Mit ihrem durch zahlreiche Muskeln sehr beweglichen, kraftvollen Körper überwältigen sie ihre Opfer meist mühelos.

Im Folgenden sollen der normale Körperbau (Anatomie) und die normalen Körperfunktionen (Physiologie) von Katzen kurz erläutert werden, soweit solche Kenntnisse für das Verständnis der anschließend abgehandelten Erkrankungen erforderlich sind. Die einzelnen Organsysteme werden dabei in der gleichen Reihenfolge vorgestellt wie anschließend die Erkrankungen.

Einige physiologische Daten der Katze	
Körpertemperatur	38,0 bis 38,6 °C
Herz- und Pulsfrequenz	120 bis 140 Schläge/min
Atemfrequenz	20 bis 30 Züge/min
Gewicht	2,5 bis 7 kg
Geschlechtsreife	im Alter von 5 bis 9 Mon.
Trächtigkeitsdauer	58 bis 63 Tage

▶ Haut

Haut und Fell schützen den Körper vor äußeren Einflüssen wie Hitze, Kälte, Verletzungen, Chemikalien und Krankheitserregern. Auch gegen Wärmeverluste von innen wirkt die Haut isolierend. Katzen, wie übrigens auch Hunde, besitzen im Gegensatz zum Menschen keine Schweißdrüsen zur Wärmeregulation. Bei hohen Außentemperaturen verdunsten sie Wasser, indem sie hecheln, also mit hoher Atemfrequenz durchs Maul atmen. Während bei Hunden das Hecheln einen sehr effektiven Beitrag zum Wärmeausgleich leistet, reicht es bei Katzen allein nicht aus. Sie müssen zusätzlich noch durch vermehrten Speichelfluss Wasser und damit Wärme abgeben.

Die feuchten Pfotenabdrücke der Katze, die der Katzenbesitzer beim Tierarzt auf dem Untersuchungstisch manchmal bemerkt, stammen von einigen wenigen „Schweißdrüsen" in der Haut der Fußballen, die aber nicht der Wärmeregulation dienen.

Die Haut besteht aus zwei Schichten:
- die **Oberhaut** oder Epidermis und
- die **Lederhaut** oder Dermis.

Darunter befindet sich die **Unterhaut**, die Subkutis. Die äußerste Schicht setzt sich aus mehreren Zellschichten zusammen, die nach außen hin zunehmend verhornen, um schließlich als tote Zellen in Form von Schuppen abgestoßen zu werden. Die Epidermis wird von der darunter liegenden Lederhaut ernährt. Diese enthält Blut- und Lymphgefäße, Nerven und kleine Muskeln, die die Haare aufrichten. Auch die Haarfollikel mit ihren Talgdrüsen sind in ihr verankert. Die Talgdrüsen überziehen das Fell mit einem öligen, Wasser abweisenden Film und verleihen dem gesunden Haarkleid den typischen Glanz.

Am Kinn, an den Schläfen und an der Schwanzwurzel sitzen Duftdrüsen, die Duftstoffe zur Reviermarkierung absondern. Wenn die Katze diese Körperpartien an Gegenständen reibt, hinterlässt sie dort ihre persönlichen Duftsignale für Artgenossen.

Die **Haare** wachsen aus winzigen Gruben, den Haarfollikeln, in der Lederhaut. Man unterscheidet drei Arten von Haaren: Leit-, Woll- und Grannenhaare. Die Leithaare entspringen einzeln aus den Follikeln und bilden das kräftige Deckhaar. Das Unterfell besteht aus dünnen, gekräuselten

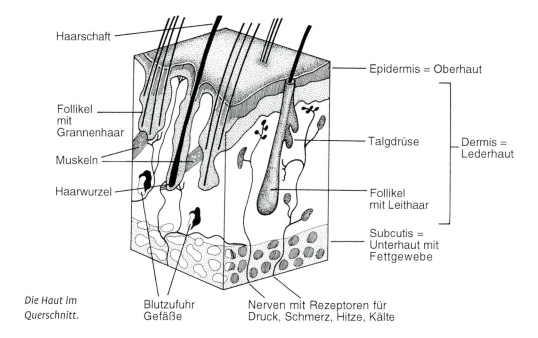

Die Haut im Querschnitt.

Wollhaaren und dickeren, borstigen Grannenhaaren, die jeweils in Gruppen aus einem Follikel wachsen. Daneben besitzen Katzen noch Tasthaare im Gesicht (auch als „Schnurrhaare" bezeichnet) und an der Rückseite der Vorderpfoten. Am Grund der Tasthaarfollikel sitzen Tastorgane, die auf Berührungen reagieren. Sie helfen der Katze bei der Orientierung und beim Beutefang. Auch im ganzen übrigen Fell verteilt kommen ähnliche Berührungsmelder vor.

Sinnesorgane

Auge

Das Katzenauge unterscheidet sich nicht wesentlich vom Auge anderer Säugetiere, das nach dem Prinzip einer Kamera arbeitet. Licht dringt durch eine verstellbare Öffnung, die **Pupille** ein. Je nach Lichtintensität ist sie weit geöffnet oder verengt. Die gekrümmte **Hornhaut** vor der Pupille und die **Linse** hinter der Pupille werfen die Lichteindrücke des Blickfeldes auf die lichtempfindliche Schicht im Augenhintergrund, die **Netzhaut** oder Retina, die dem Film in der Kamera entspricht. In der Netzhaut wird durch das Licht eine chemische Reaktion ausgelöst, die über den Sehnerv zur weiteren Verarbeitung zum Gehirn geleitet wird. Die Schärfe des Bildes wird durch die Linse reguliert. Sie ist an Muskeln aufgehängt, die bei Anspannung die Linse stärker krümmen. Ihre Brechkraft wird dadurch verändert, so dass nahe Objekte schärfer gesehen werden. Umgekehrt flacht bei Erschlaffung dieser Muskeln die Linse ab, und weiter entfernte Objekte werden deutlicher wahrgenommen.

Katzen sehen in der Nähe nicht so gut wie der Mensch, da sie ihre Linse nicht so stark beugen können. Ihre Sehschärfe ist in einer Entfernung von 2 bis 6 Metern am besten.

Im Dunkeln können Katzen allerdings besser sehen als der Mensch. Hierzu trägt ein lichtverstärkender Mechanismus in der Netzhaut bei, das **Tapetum lucidum**. Diese besondere lichtreflektierende Schicht ist auch die Ursache dafür, dass die Augen von Katzen im Dunkeln leuchten, sobald sie

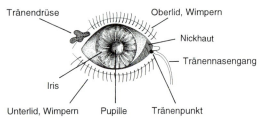

Schutzeinrichtungen am Auge.

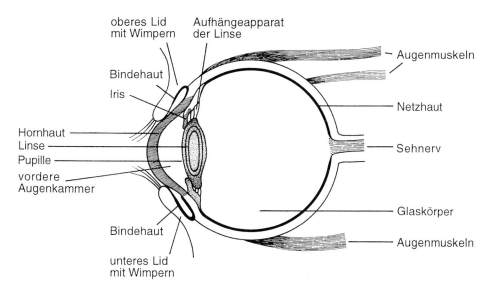

Längsschnitt durch den Augapfel.

ein Lichtschein trifft. Das Farbsehvermögen von Katzen ist dagegen geringer ausgeprägt als das des Menschen.

Katzen werden blind geboren; die Augen der Welpen bleiben nach der Geburt noch sieben bis zehn Tage geschlossen. Danach entwickelt die Netzhaut allmählich ihr volles Sehvermögen. Erst ab dem 3. Lebensmonat sehen junge Katzen so gut wie ihre Mutter.

Zum Schutz der Augen dienen die **Lider** mit Wimpern und Drüsen, die den Lidrand einfetten. Katzen haben zusätzlich zu Ober- und Unterlid noch ein drittes Augenlid, das auch als Nickhaut bezeichnet wird. Es ist normalerweise unsichtbar im inneren Augenwinkel verborgen. Die Bindehäute stellen die Verbindung zwischen Lidern und Augapfel her.

In der **Tränendrüse** wird ständig Flüssigkeit produziert, um die Hornhaut feucht zu halten. Die Tränenflüssigkeit sammelt sich im Tränensee und fließt beidseits über den Tränennasengang in den Rachen ab.

Ohr

Alle Geräusche bestehen aus Schwingungen und erreichen das Ohr als Luftdruckwellen. Der äußere Teil des Ohres einschließlich der Ohrmuschel dient nur der Weiterleitung der Schallwellen. Von außen zugänglich ist nur der äußere Gehörgang bis zum Trommelfell. In ihm befinden sich Talgdrüsen, die Ohrenschmalz produzieren – in einem gesunden Katzenohr allerdings nur in geringer Menge. Das **Trommelfell** überträgt die Schwingungen mechanisch auf die Gehörknöchelchen, die sie wiederum an das flüssigkeitsgefüllte **Innenohr** weitergeben. Dort sitzen in der so genannten Schnecke feine Sinneszellen mit Härchen, die durch die in Bewegung geratene Flüssigkeit ausgelenkt werden. Diese Empfindungen werden über den Gehörnerv dem Gehirn vermittelt. Im Innenohr sitzt nicht nur der **Gehörsinn**, sondern auch, im als Labyrinth bezeichneten Teil, der **Gleichgewichtssinn**, weshalb Entzündungen im Ohr auch Gleichgewichtsstörungen hervorrufen können. Über die Eustachische Röhre besteht für den Druckausgleich eine Verbindung zum Nasen-Rachen-Raum.

Katzen hören in einem anderen Frequenzbereich (30 Hz bis 45 kHz) als der Mensch (20 Hz bis 17 kHz). Damit können sie höhere Töne als der Mensch und sogar der Hund wahrnehmen. Blauäugige weiße Katzen sind genetisch bedingt von Geburt an meistens taub. Im Alter lässt das Gehör von Katzen oft stark nach, manche werden sogar ganz taub. Durch ihren äußerst sensiblen Tastsinn vermögen sie diese recht häufige Alterserscheinung etwas zu kompensieren.

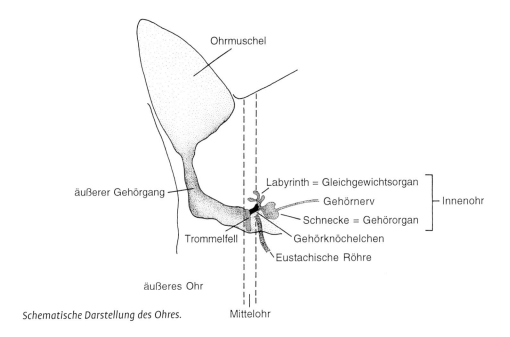

Schematische Darstellung des Ohres.

Geruch und Geschmack

Sitz des Geruchsorgans ist die **Nase**. Sie enthält in ihrem Inneren die knöchernen Nasenmuscheln. Durch sie wird die mit Riechschleimhaut überzogene Oberfläche erheblich vergrößert. So bedeckt die Riechschleimhaut immerhin 20 bis 40 cm². Die darin eingebetteten Riechzellen sind in der Lage, aus gasförmigen Stoffen Geruchsempfindungen zu ziehen und sie an das in unmittelbarer Nachbarschaft gelegene Riechhirn weiterzugeben.
Die Geschmacksorgane sitzen auf der **Zunge**. Die ansonsten ganz muskulöse Zunge trägt an ihrer Oberfläche kleine Wärzchen, so genannte Papillen. Ein Teil dieser Papillen dient der Geschmackserkennung, wobei sauer, salzig und bitter unterschieden wird. Den Katzen sollen Papillen zur Wahrnehmung süßen Geschmacks fehlen. Trotzdem scheinen einige Katzen Süßigkeiten und Kuchen keineswegs zu verschmähen (bei meinen eigenen Katzen erfreuen sich mit Schokolade gefüllte Kekse und französische Madeleines als extrem seltene Leckerbissen höchster Beliebtheit!). Die übrigen Papillen sind mit kleinen Häkchen versehen und bei der Futteraufnahme und der Fellpflege nützlich. Sie sind auch für das raue Gefühl auf der Haut verantwortlich, das man empfindet, wenn man von einer Katze abgeleckt wird.

Ein Zwischending zwischen Geruchs- und Geschmacksorgan stellt das **Jacobsonsche Organ** dar, das außer Katzen übrigens auch Hirsche und Pferde besitzen. Es ist ein kleines, beutelförmiges Organ oberhalb des Gaumens, das über einen Gang mit der Maulhöhle in Verbindung steht. Stimuliert wird es durch riechbare Substanzen, die mit der Zunge „eingefangen" und bei leicht geöffnetem Maul gegen den Gaumen gepresst werden. Die Katze zeigt bei diesem Vorgang, der „Flehmen" genannt wird, eine typische Grimasse. Besonders anregende Düfte, wie es beispielsweise der Geruch einer rolligen Katze für einen unkastrierten Kater darstellt, lösen das Flehmen aus.

Geruch und Geschmack sind bei Katzen eng miteinander verbunden – nicht nur, weil Nasenhöhle und Rachen üblicherweise in engem Kontakt stehen. Ausschlaggebend für die Katze ist bei der Auswahl ihres Futters in erster Linie der Geruch, an dem sie jede einzelne Fleischsorte unterscheiden kann. Erst wenn das Futter geruchlich akzeptiert wurde, probiert die Katze auch seine geschmackliche Qualität. Älteres Futter, das bereits einige Zeit im Napf gestanden hat, wird daher ungern aufgenommen. Wird die Geruchswahrnehmung durch Schnupfen stark beeinträchtigt, verweigert die Katze oft auch die Futteraufnahme.

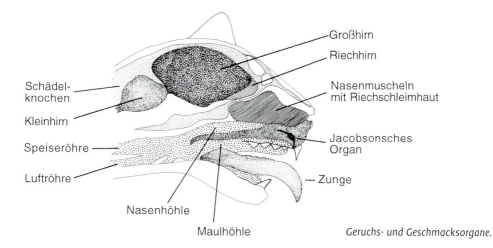

Geruchs- und Geschmacksorgane.

Verdauungsapparat

Zähne

Das Gebiss der Katze weist beim erwachsenen Tier 30 Zähne auf. Die kleinen Schneidezähne werden im Ober- und Unterkiefer von den dolchartigen Eckzähnen, den Canini, flankiert. Die Backenzähne zerschneiden die Nahrung nur in kleinere Stücke, sie zermahlen sie nicht zu einem Brei. Katzen kauen also ihr Futter nicht gründlich durch, bevor sie es abschlucken.

Jungtiere haben zunächst ein Gebiss aus 26 **Milchzähnen**, die spätestens bis zum Alter von sechs Wochen alle durchgebrochen sind. Ab dem 3. Lebensmonat werden die Milchzähne sukzessive durch bleibende Zähne ersetzt bzw. ergänzt. Der Zahnwechsel ist im Alter von etwa sieben Monaten normalerweise abgeschlossen.

Vom einzelnen Zahn sieht man nur die schmelzüberzogene Zahnkrone, der Zahnhals ist normalerweise ins Zahnfleisch eingebettet. Mit seiner Wurzel steckt der Zahn in einem Fach im Kieferknochen. Von dort tritt auch die Blut- und Nervenversorgung an ihn heran, die bis in die Wurzelhöhle reicht. Zwischen Wurzelhöhle im Inneren und dem äußeren Schmelz ist der Zahn aus Zahnbein und Zahnzement aufgebaut.

Verdauungskanal

Die Verdauung beginnt bereits in der **Maulhöhle**, wo das Futter vor dem Abschlucken mit Speichel vermischt wird. Über die Speiseröhre gelangt es in den **Magen**, in dem es gespeichert und zugleich weiter zerlegt wird. Die Drüsen im Magen produzieren Salzsäure, Schleim und Verdauungsfermente für die Eiweißspaltung. Durch die Salzsäu-

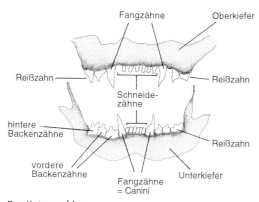

Das Katzengebiss.

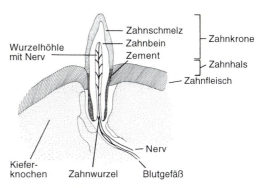

Aufbau eines Schneidezahns.

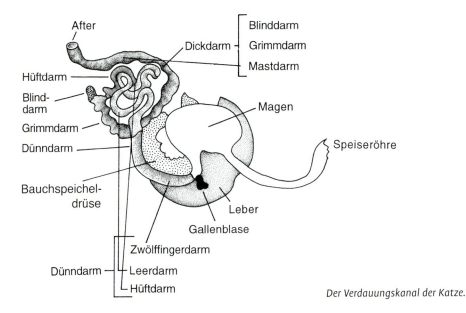

Der Verdauungskanal der Katze.

re werden die Fermente aktiviert und Keime, die im Futter enthalten sind, abgetötet. Der Schleim schützt die Magenwand davor, von der Salzsäure angegriffen zu werden. Der mit diesen Zusätzen vermischte Speisebrei wird vom Magen weiter in den **Darm** transportiert. Gleich zu Beginn des Dünndarms, im Zwölffingerdarm, werden ihm die Verdauungsfermente von Bauchspeicheldrüse und Leber zugegeben.

Die **Bauchspeicheldrüse** besteht aus zwei funktionell verschiedenen Anteilen: Sie produziert einerseits die Hormone Insulin und Glukagon, die sie ins Blut abgibt. Diese Hormone regeln den Blutzuckerspiegel, der in engen Grenzen konstant gehalten werden muss. Andererseits werden von der Bauchspeicheldrüse Enzyme gebildet. **Enzyme** sind Eiweißstoffe, die chemische Reaktionen einleiten. Die Enzyme (Lipase, Amylase, Trypsin) zerlegen Fette, Kohlenhydrate und Eiweiß in der Nahrung in kleinere Bausteine, die vom Darm aufgenommen werden können. So zerfallen Fette in Fettsäuren und Glycerin, Kohlenhydrate in einzelne Zuckermoleküle und Eiweiß in Aminosäuren.

Die **Leber** steuert zur Fettverdauung die Gallensäuren bei, die in der Galle gespeichert werden. Im Dünndarm, der in die Abschnitte Zwölffingerdarm, Leerdarm und Hüftdarm gegliedert ist, gelangen die Bausteine des Futters durch die Schleimhaut ins Blut. Danach beginnt der Dickdarm, zu dem Blinddarm, Grimmdarm und Mastdarm zählen. In ihm wird dem restlichen Nahrungsbrei vor allem Wasser entzogen. Der Kot wird dadurch eingedickt und zu Ballen geformt.

Die Leber erfüllt außer der Produktion von Galle zur Fettverdauung weitere wichtige Aufgaben im Stoffwechsel: Sie baut aus dem mit dem Futter zugeführten Eiweiß körpereigenes Eiweiß auf; sie verwandelt den zugeführten Zucker in seine Speicherform, das Glykogen, oder auch in Fett, wenn ein Überangebot an Zucker herrscht; sie hilft beim Abbau der roten Blutkörperchen; sie entgiftet den Körper von Abfallstoffen aus dem Stoffwechsel und auch von Fremdstoffen und Medikamenten. Neben Blut sind in der Leber Reservestoffe, Vitamine und Spurenelemente gespeichert.

Die Leber der Katze ist jedoch für die Entgiftung einiger Stoffe und Medikamente, die die menschliche Leber ohne Probleme verarbeitet, unzureichend mit Enzymen ausgestattet, weshalb Katzen auf viele „normale" Stoffe leicht mit Vergiftungen reagieren (siehe Seite 50).

▶ Kreislaufsystem

Im Blutkreislauf einer 4 kg schweren Katze zirkuliert etwa ein Viertel Liter Blut (250 ml). Das Blut wird in der Lunge mit Sauerstoff beladen und fließt von dort in die linke Herzkammer. Vom Herzen wird es über die Aorta und die Arterien in den

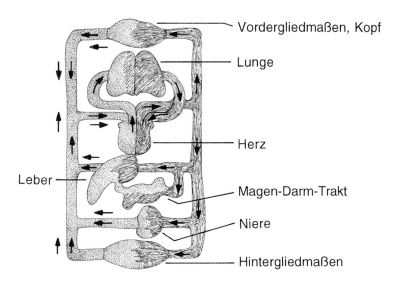

Das Kreislaufsystem, schematisch.

ganzen Körper gepumpt. Die arteriellen Gefäße verzweigen sich zu immer kleineren Gefäßen im Gewebe. Sie geben dort mit dem Blut an alle Zellen Sauerstoff und Nährstoffe ab. Anschließend sammelt sich das sauerstoffarme Blut wieder in den venösen Gefäßen. Gleichzeitig werden Abfallstoffe aus dem Gewebe abtransportiert. Durch die Venen gelangt das Blut zurück zum Herzen, und zwar in die rechte Herzkammer, die das Blut in die Lunge befördert. Dort kann es sich erneut mit Sauerstoff anreichern.

Innerhalb dieses Kreislaufs sind Leber und Nieren durch besonders große Gefäße „kurzschlussartig" angeschlossen. Die Leber erhält dadurch direkt das mit Nährstoffen beladene Blut aus dem Darm zur Weiterverarbeitung, während die Nieren aus dem gesamten Blutvolumen die unbrauchbaren Stoffe herausfiltern.

Herz

Das Herz ist in diesem Kreislauf der treibende „Motor". Es ist ein Muskel mit einem Hohlraum im Inneren, der in eine **linke** und eine **rechte Kammer** geteilt ist. Innerhalb dieser Kammern besteht jeweils noch eine weitere Abgrenzung in **Vorhof** und eigentliche Kammer. Die Abgrenzung geschieht durch Klappen, die sich öffnen und schließen. Die Herzschläge, die man hört bzw. fühlt, kommen durch die rhythmische Anspannung der Muskulatur und das Schließen und Öffnen dieser Klappen zu Stande. Bei einer gesunden Katze beträgt die normale Anzahl der Schläge (Herzfrequenz) 120 bis 140 pro Minute.

Damit sich der Herzmuskel in ganz regelmäßigen Abständen zusammenzieht, sorgt ein eingebauter „Schrittmacher" für elektrische Impulse, die sich von der Herzbasis bis zur Herzspitze ausbreiten. Diese elektrischen Impulse können im Elektrokardiogramm (EKG) gemessen und als Kurven bildlich aufgezeichnet werden. Sie geben Auskunft über die Regelmäßigkeit der Herzschläge und den Zustand des Herzmuskels.

Durch das Zusammenziehen des Herzens wird das Blut wellenförmig in den Körper ausgetrieben. Diese Druckwelle ist beim Menschen als Blutdruck in der Peripherie messbar und mittlerweile auch bei Katzen mit speziellen Messgeräten am Oberarm.

Bestimmt wird auch die Frequenz der Druckwelle, der **Puls**, der bei der Katze am Innenschenkel an der Oberschenkelarterie fühlbar ist. Puls- und Herzfrequenz stimmen normalerweise überein.

Lunge

Der für den Zellstoffwechsel unentbehrliche Sauerstoff erreicht mit jedem Atemzug – bei der Katze sind das etwa 25 bis 30 Atemzüge pro Minute – die rechte und linke Lunge. Dabei streicht die Atemluft zunächst durch die Nase, wo sie gereinigt

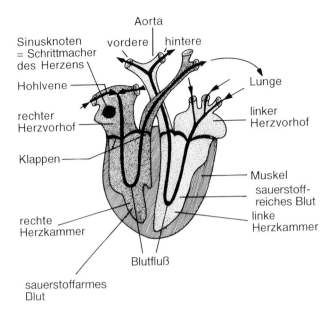

Aufbau des Herzens.

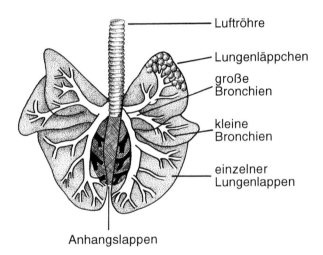

Aufbau der Lunge.

und erwärmt wird. Dann gelangt sie über die Luftröhre in die Bronchien. Die Bronchien bilden in jeder Lungehälfte ein lufthaltiges Röhrensystem, das sich immer feiner aufzweigt. In den Bronchien gibt es Muskeln, mit deren Hilfe die Bronchien verengt werden können, und Schleimdrüsen. Am Ende der kleinsten Bronchien liegen die Lungenbläschen, in denen der Gasaustausch zwischen Blut und Atemluft erfolgt. Dabei wird Sauerstoff aus der eingeatmeten Luft in das Blut aufgenommen und Kohlendioxid aus dem venösen Blut wird in die auszuatmende Luft abgegeben.

Blut

Das Blut besteht aus festen Bestandteilen – den roten und weißen Blutkörperchen und den Blutplättchen – sowie Flüssigkeit. Sauerstoff und Kohlendioxid werden im Blut von den **roten Blutkörperchen** (Erythrozyten), Kohlendioxid wird auch

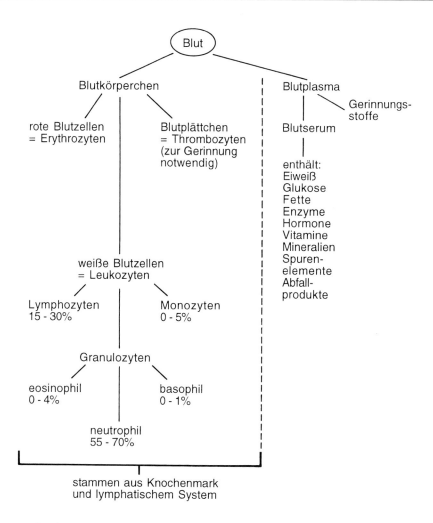

Zusammensetzung des Blutes.

in der Blutflüssigkeit transportiert. Rote Blutkörperchen haben eine begrenzte Lebensdauer von etwa 100 Tagen, nach denen sie in Leber und Milz abgebaut werden. Im Knochenmark wird ständig ein neuer Nachschub roter Blutkörperchen gebildet.

Die **weißen Blutzellen** (Leukozyten) werden ebenfalls überwiegend vom Knochenmark permanent nachgeliefert. Ein kleiner Teil weißer Blutzellen stammt aus den Organen des lymphatischen Systems (Milz, Leber, Lymphknoten, Thymus).

Die Leukozyten bilden das wichtigste Abwehrsystem des Körpers gegen Krankheiten. Ihre Untergruppen (Granulozyten, Monozyten, Lymphozyten) sind in unterschiedlichen Anteilen regelmäßig im Blut anzutreffen. Bei vielen Krankheiten erhöht sich der Anteil einer Gruppe, während ein anderer sinkt. Daraus können Rückschlüsse gezogen werden auf die Ursache einer Erkrankung, beispielsweise ob sie viral, bakteriell oder allergisch bedingt ist. Die einzelnen Gruppen der weißen Blutzellen sind auch mit unterschiedlichen Fähigkeiten ausgestattet. So können **Granulozyten** und **Monozyten** in den Körper eingedrungene Fremdstoffe einfach „verschlucken" und sie auf diese unkomplizierte Weise unschädlich machen.

Die **Lymphozyten** produzieren beim Kontakt mit Krankheitserregern spezifische Abwehrstoffe, so genannte **Antikörper**, die dann gegen den betreffenden Erreger gerichtet sind. Wenn sie sich an den Erregern anheften, verliert er seine krankmachende Wirkung und kann von anderen weißen Blutzellen „entsorgt" werden.

Darüber hinaus wird die Antikörperbildung bei jedem Kontakt mit dem betreffenden Erreger oder Fremdstoff „trainiert", so dass bei jedem erneuten Eindringen dieses Stoffes in den Körper die Antikörperproduktion schneller in Gang kommt und eine Erkrankung verhindern kann. Auf diesem „Gedächtnis" der weißen Blutzellen basiert die anhaltende Wirkung von Impfungen.

Außer den roten und weißen Blutkörperchen finden sich im Blut noch so genannte **Blutplättchen** (Thrombozyten). Sie werden auch im Knochenmark gebildet und dienen gemeinsam mit weiteren Bestandteilen der Blutflüssigkeit zur Blutgerinnung bei Verletzungen, um die Wunde zu verschließen.

In der Blutflüssigkeit, dem Blutplasma, sind neben diesen Gerinnungsstoffen alle anderen Blutinhaltsstoffe (Wasser, Nährstoffe, Hormone, Enzyme, Abfallprodukte) enthalten.

Lymphgefäßsystem

Parallel zum Blutgefäßsystem durchzieht das Lymphgefäßsystem den Körper. Darin fließt die so genannte **Lymphe**, die im Wesentlichen aus Zellflüssigkeit besteht. Kommt es zu einer Unterbrechung oder zu einem Stau in den Lymphgefäßen, beispielsweise nach einer Operation oder durch einen festen Verband, sammelt sich die Flüssigkeit im umliegenden Gewebe an, das dadurch mehr oder weniger stark anschwillt.

In das Lymphgefäßsystem eingeflochten sind **Lymphknoten**. Sie stellen sozusagen Reaktionszentren des Abwehrsystems dar, in denen besonders viele weiße Blutzellen vorhanden sind. Diese Reaktion kann sogar äußerlich deutlich werden, wenn die Lymphknoten in jener Region an Umfang zunehmen, in der ein Krankheitserreger in den Körper eingedrungen ist. Bei Schnupfen sind bei Katzen beispielsweise häufig die Lymphknoten rechts und links des Unterkiefers vergrößert und gut zu tasten. Die Mandeln und die Milz gehören übrigens ebenso zu diesem Netz von Abwehrorganen, das auch als lymphatisches System bezeichnet wird.

Bei Jungtieren wird es noch ergänzt durch den **Thymus** – ein Organ, das die Feinschmecker vom Kalb in Form des Kalbsbries kennen. Der Thymus liegt in der Mitte des Brustraumes, neben Luft- und Speiseröhre, und bildet sich nach der Geschlechtsreife völlig zurück.

▶ Harnorgane

Zu den Harnorganen zählen die beiden Nieren mit ihren Harnleitern, die Harnblase und die Harnröhre, die bei beiden Geschlechtern in Verbindung mit den Geschlechtsorganen steht.

Die bohnenförmigen **Nieren** liegen parallel beiderseits der Wirbelsäule. Sie haben die Aufgabe, alle überschüssigen und überflüssigen Stoffe aus dem Blut zu filtern und als Urin auszuscheiden. Sie regulieren den Wasser- und Salzhaushalt des Körpers und sorgen dafür, dass Abfallstoffe aus dem Eiweißstoffwechsel beseitigt werden. Diese Abbauprodukte wirken sich ansonsten giftig aus, wenn sie in zu hoher Konzentration im Blut vorliegen. Die Nieren haben eine große funktio-

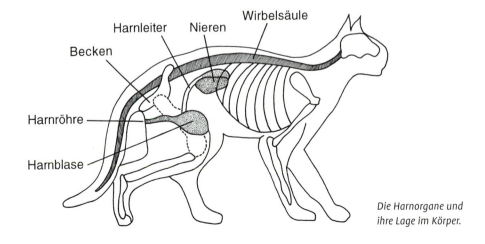

Die Harnorgane und ihre Lage im Körper.

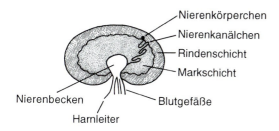

Die Niere im Längsschnitt.

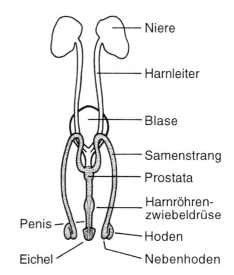

Die männlichen Geschlechtsorgane.

nelle Reserve. Erst wenn etwa 70 % des Gewebes beider Nieren zerstört sind, kommt es zu Ausfallserscheinungen im Stoffwechsel.

Im Querschnitt einer Niere ist eine Rinden- und eine Markschicht sowie das Nierenbecken zu erkennen. In der Rinde sitzen die Nierenkörperchen, die nach dem Prinzip eines Siebs arbeiten: Alle Stoffe einer bestimmten Größe, beispielsweise Proteine und Zuckermoleküle, werden zurückgehalten, Wasser und darin gelöste Salze gehen durch. In den anschließenden Kanälchen, die ins Mark ziehen, werden sie selektiv wieder zurück gewonnen bzw. gegen andere, ausscheidungspflichtige Stoffe ausgetauscht.

Der **Urin**, der am Ende im Nierenbecken aufgefangen wird, besteht nur aus 1 % der ursprünglichen Filtratmenge, die übrigen 99 % Flüssigkeit werden wieder ins Blut aufgenommen. Die Katzenniere produziert einen stärker konzentrierten Urin als die menschliche Niere. Der tägliche Bedarf einer Katze an Wasser ist daher auch relativ gering. Der Urin fließt aus dem Nierenbecken durch den jeweiligen **Harnleiter** in die Blase.

Die **Harnblase** ist ein außerordentlich dehnbarer Hohlmuskel zur Sammlung des Harns. Ihr Ausgang ist durch einen Muskelring verschlossen. Durch die Nervenversorgung dieser Muskulatur wird die Entleerung der Blase gesteuert. Über die Harnröhre verlässt der Urin schließlich den Körper.

▶ Geschlechtsorgane

Die männlichen Geschlechtsorgane

Aufgabe der männlichen Geschlechtsorgane ist die Erzeugung von Samenzellen und deren Beförderung in den weiblichen Geschlechtstrakt. Die Samenzellen werden beim männlichen Tier kontinuierlich ab der Geschlechtsreife im Alter von etwa 7 bis 9 Monaten in den Hoden gebildet. Sie werden mit den Sekreten der akzessorischen Geschlechtsdrüsen – beim Kater sind das die Prostata und die Harnröhrenzwiebeldrüse – zum Sperma vermischt, das über die Samenleiter abtransportiert wird. Die beiden Samenleiter vereinigen sich mit der Harnröhre, so dass sie im Penis als Harnsamenröhre mündet.

Die **Hoden** befinden sich beim ungeborenen Kater noch in der Bauchhöhle, sie verlagern sich erst um den Zeitpunkt der Geburt in ihre Hülle, die Hodensäcke. Dieser „Abstieg" ist wichtig, da die Temperatur in der Bauchhöhle für die Entwicklung von Spermien zu hoch ist. Außer den Samenzellen werden in den Hoden die männlichen Geschlechtshormone, die Androgene, gebildet, die für das männliche Geschlechtsverhalten verantwortlich sind. Der **Penis** ist an seiner Spitze mit hakenartigen Auswüchsen besetzt, die bei der Paarung die Vagina stimulieren, so dass der Eisprung erfolgt.

Die weiblichen Geschlechtsorgane

Das weibliche Gegenstück zu den Hoden sind die ebenfalls paarigen **Eierstöcke**, die in der Nähe der Nieren liegen. In ihnen reifen bei einer erwachsenen Katze regelmäßig befruchtungsfähige Eier heran. Äußerliches Anzeichen für dieses Gesche-

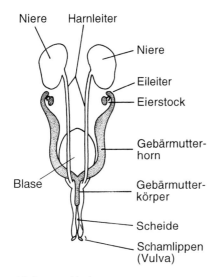

Die weiblichen Geschlechtsorgane.

Über den **Eileiter**, wo die Eier auf die Spermien treffen und mit ihnen verschmelzen, gelangen sie in die **Gebärmutter**. Sie ist bei der Katze Y-förmig angelegt und besteht aus zwei Hörnern mit einem gemeinsamen Körper. Die Gebärmutter endet mit dem Muttermund, an den sich nach außen die Scheide mit den Schamlippen anschließt. In die Scheide mündet auch die Harnröhre.

Neben befruchtungsfähigen Eiern werden in den Eierstöcken die weiblichen Geschlechtshormone, Östrogene und Gestagene, gebildet. Sie beeinflussen das weibliche Sexualverhalten und koordinieren das Heranreifen der Eier und die Vorbereitung der Gebärmutter auf eine Trächtigkeit. Nach dem Eisprung entsteht an dieser Stelle im Eierstock ein so genannter „Gelbkörper", der das trächtigkeitserhaltende Hormon Progesteron produziert.

hen ist die „Rolligkeit", die im Alter von 5 bis 7 Monaten zum ersten Mal auftritt. Die Katze ist unruhig, miaut viel, frisst schlecht und ist besonders liebebedürftig. Sie zieht sich über den Boden und rollt dabei über den Rücken. Dieses Verhalten dauert 3 bis 4 Tage an und kehrt im Frühjahr und Herbst alle 3 Wochen wieder, wenn keine Trächtigkeit eintritt.

Beim Deckakt wird durch die Reizung des Penis ein Eisprung provoziert, d.h. die kleine Blase, die das Ei bis dahin im Eierstock umgibt, reißt ein. Die Wahrscheinlichkeit, dass jede Paarung auch erfolgreich verläuft, ist deshalb sehr hoch. In der Regel springen mehrere Eier kurz nacheinander und werden befruchtet. Kommt es nicht zum Deckakt, lösen sich die Eier im Eierstock wieder auf.

Trächtigkeit und Geburt

5 bis 6 Tage nach erfolgter Befruchtung kommen die Eier in der Gebärmutter an, wo sie sich ab dem 13./14. Tag einnisten – d.h. sie nehmen über den Mutterkuchen, die **Plazenta**, Kontakt zur Gebärmutterschleimhaut auf. Von diesem Zeitpunkt an werden sie über die Plazenta ernährt. Ab dem 18. Tag der Trächtigkeit kann der Tierarzt die kugeligen Fruchtkammern in der Gebärmuter tasten. Mittels Ultraschall besteht die Möglichkeit, eine Trächtigkeit ab dem 20. Tag festzustellen, ab dem 50. Tag sind die Skelette auf einem Röntgenbild zu sehen. Die Trächtigkeit einer Katze dauert im Schnitt 58 bis 63 Tage.

Das Herannahen der Geburt ist gekennzeichnet durch Unruhe, Absondern der Katze und gleichzeitige Suche nach einem geeigneten Platz für

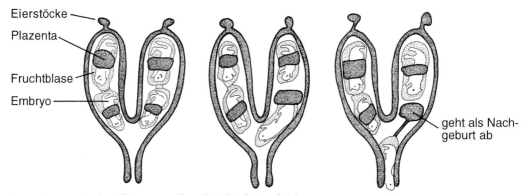

Die Lage der Feten in der Gebärmutter während Trächtigkeit und Geburt.

die Geburt. Eine mit Decken und Handtüchern ausgepolsterte Kiste wird in der Regel gerne akzeptiert.

Unmittelbar vor der Geburt beginnt die Katze zu hecheln und sich häufig an den Schamlippen zu lecken. Mit dem Einsetzen der Wehen kommt es zur Austreibung der einzelnen Fruchtblasen, die jeweils direkt von der Nachgeburt gefolgt sind. Wenn die Fruchtblase nicht bereits beim Austreten aus der Scheide platzt, wird die Mutter das Junge sogleich durch Lecken davon befreien und auch die Nabelschnur durchtrennen. Die Nachgeburten werden danach von ihr aufgefressen.

In Abständen von 15 bis 30 Minuten (bei erstgebärenden Tieren können auch längere Pausen auftreten) werden sämtliche Welpen geboren. Normalerweise benötigen Katzen dabei keine Hilfestellung, sondern wollen im Gegenteil sogar eher in Ruhe gelassen werden.

Gleich nach der Geburt nehmen die Welpen ihre erste Mahlzeit zu sich. Die Milchdrüse hat sich während der Zeit der Trächtigkeit ausgebildet und hält normalerweise genügend Milch für alle Jungtiere bereit. Bis zum Alter von 6 Wochen sollten die Welpen Gelegenheit haben, bei der Mutter zu säugen, auch wenn sie sich bereits ab der 4. Woche an anderes Futter heranwagen.

Die Welpen haben bei der Geburt die Augen noch geschlossen, erst nach etwa 10 Tagen werden sie geöffnet.

▶ Bewegungsapparat

Der Bewegungsapparat umfasst Knochen, Gelenke, Bänder, Muskeln und Sehnen. Das Katzenskelett zählt etwa 244 Knochen, 40 mehr als das menschliche Skelett, wovon ein Großteil dieser Überzahl im Schwanz anzutreffen ist. Die meisten Teile der beiden Skelette entsprechen sich jedoch. Eine besondere Beweglichkeit erhält der Schultergürtel der Katze im Gegensatz zu dem des Menschen dadurch, dass das Schlüsselbein stark zurückgebildet ist. Der Katzenbrustkorb ist somit enger, die Katze kann leichter auf einem schmalen Balken balancieren.

Die einzelnen Knochen sind durch **Gelenke** miteinander verbunden. An und in den Gelenken geben Bänder die notwendige Stabilität. In seinem Inneren ist das Gelenk mit Flüssigkeit ("Gelenkschmiere") gefüllt.

Tragendes Element des Skeletts ist die **Wirbelsäule**. In ihrem Inneren verläuft der Rücken-

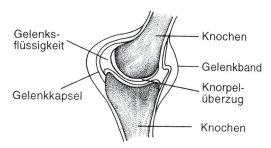

Schema eines Gelenks.

markskanal. Man unterscheidet nach ihrer Lokalisation Hals-, Brust-, Lenden- und Schwanzwirbel. Die Schädelknochen bilden die schützende Kapsel für das Gehirn.

Die Gliedmaßen sind jeweils in vier Abschnitte gegliedert: vorne in Oberarm, der mit dem Schulterblatt gelenkig verbunden ist, Elle und Speiche, Handwurzel- und Mittelhandknochen, Zehen; hinten in Oberschenkel, mit der Hüfte verbunden, Waden- und Schienbein, Fußwurzel- und Mittelfußknochen, Zehen.

Das Skelett liefert das Gerüst für die Muskulatur, die die Knochen in Bewegung bringt. Die Muskeln laufen in Sehnen aus und sind mit diesen oder auch direkt an den Knochen befestigt. Sie ziehen sich auf Grund elektrischer Impulse, die von Nerven an sie weitergeleitet werden, zusammen.

▶ Nervensystem

Man unterscheidet das zentrale, das periphere und das vegetative Nervensystem. Das **zentrale Nervensystem** besteht aus dem Gehirn und dem Rückenmark, das in einem Kanal in der Wirbelsäule verläuft. Es ist die Kommandozentrale aller bewussten Körperprozesse. Die Nervenbahnen, die ihm aus dem ganzen Körper Reize zuleiten, heißen sensible Nerven. Über motorische Nerven wiederum vermittelt das zentrale Nervensystem Reize an die Erfolgsorgane, beispielsweise an die Muskulatur, wenn bestimmte Bewegungen ausgeführt werden sollen. Sensible und motorische Nerven bilden zusammen das **periphere Nervensystem**.

Das **vegetative Nervensystem** arbeitet nahezu unabhängig vom zentralen Nervensystem, obwohl es damit verbunden ist; es ist nicht willentlich beeinflussbar. Es steuert alle lebenswichtigen Funktionen wie Atmung, Kreislauf und Verdauung. Von

20 Die gesunde Katze - Körperbau und Körperfunktionen

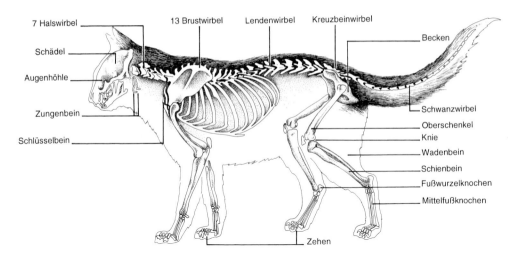

Das Katzenskelett.

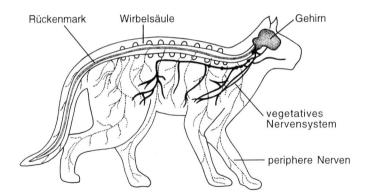

Das Nervensystem der Katze.

zwei Zentren aus, dem verlängerten Mark am Übergang vom Gehirn zum Rückenmark sowie einem Hauptnervenstrang entlang der Brustwirbelsäule, versorgt es alle inneren Organe. Selbst im Schlaf oder in tiefer Narkose ist es nicht ausgeschaltet.

▸ Hormonsystem

Zu diesem System zählen alle Drüsen des Körpers, die ihre Produkte, die Hormone, ins Blut abgeben. Auch die **Geschlechtsdrüsen (Eierstock und Hoden)** und die **Bauchspeicheldrüse** mit ihrer hormonellen Produktion von Insulin und Glukagon gehören hierzu, sind aber in ihrer genauen Funktion bei den Geschlechts- bzw. den Verdauungsorganen beschrieben.

Schilddrüse

Die Schilddrüse liegt im Bereich des Kehlkopfes, wo sie auch, wenn sie vergrößert ist, ertastet werden kann. Sie produziert das jodhaltige Hormon Thyroxin, das insgesamt anregend auf den Stoffwechsel wirkt. Auch das Wachstum ist vom Schilddrüsenhormon abhängig, bei einer ungenügenden Produktion im Welpenalter kommt es zum Zwergwuchs.

Nebenschilddrüse

Wie der Name bereits sagt, liegt sie beidseits unmittelbar neben der Schilddrüse. Sie überwacht im Prinzip den Kalzium- und Phosphorhaushalt des Körpers und hat somit Einfluss auf die Knochenfestigkeit.

Nebennieren

Sie sitzen in Bohnengröße neben den Nieren und haben die lebenswichtige Funktion, nicht nur das körpereigene Cortison zu produzieren, sondern auch Adrenalin und Noradrenalin als wichtige Stoffe zur Kreislaufregulierung.

Fütterung

▶ Zusammensetzung des Futters

Wildkatzen und frei lebende Hauskatzen ernähren sich von Beutetieren, einschließlich deren Haut, Haaren, Knochen und Mageninhalt. Diese Nahrung enthält vor allem viel Protein (Eiweiß), etwas Fett und wenig Kohlenhydrate. Ähnlich sollte auch die Ernährung einer Hauskatze zusammengesetzt sein.

Proteine

Katzen haben einen höheren Proteinbedarf als die meisten anderen Haustiere, weshalb das Futter zu zwei Dritteln aus Protein bestehen sollte. Der Proteinanteil muss nicht unbedingt nur aus Fleisch oder Fisch stammen, auch pflanzliches Eiweiß aus Soja oder anderem Getreide kann zum Teil von Katzen gut verwertet werden. Entscheidend ist, dass alle zehn Aminosäuren, die die Katze nicht selbst aufbauen kann, in dem zugeführten Eiweiß enthalten und für die Katze verwertbar sind. In handelsüblichen Fertigfuttern ist dies immer gewährleistet. Bei selbst zubereitetem Futter sind Aminosäuredefizite leicht zu vermeiden (siehe auch Rezepte für selbst zubereitetes Futter, Seite 24), indem man abwechselnd verschiedene Fleischsorten und Innereien verfüttert. Auf keinen Fall sollte das Futter nur aus einer Sorte Fleisch oder Fisch ohne weitere Beigaben bestehen. Der hohe Proteinbedarf einer Katze und ihr besonderer Anspruch an den Aminosäurengehalt des Futters verbieten den Einsatz von Hundefutter als billigerer Alternative zu Katzenfutter, da sonst langfristig Mangelerscheinungen auftreten.

Fette

Fette liefern im Vergleich zu Eiweiß und Kohlenhydraten fast das Dreifache an Energie, weshalb ein Zuviel an Fett im Futter besonders leicht zu Übergewicht führt. Gleichzeitig werten Fette allerdings als gute **Geschmacksträger** die Qualität jeden Futters auf. Die fettlöslichen Vitamine A, D, E und K können nur in Anwesenheit von etwas Fett im Darm aufgenommen werden. Wichtig bei Fetten im Katzenfutter ist ein ausreichender Anteil von mehrfach ungesättigten Fettsäuren. Eine Mischung aus tierischem Fett, das meist schon im Fleisch enthalten ist, und etwas Pflanzenöl mit hohem Gehalt an ungesättigten Fettsäuren, beispielsweise Distelöl, deckt in der Regel den täglichen Bedarf.

Kohlenhydrate

Der Kohlenhydratanteil ist im natürlichen Katzenfutter, einem Beutetier, zwar verschwindend gering, generell sind jedoch auch für Katzen Kohlenhydrate gute **Energielieferanten**, so dass sie im herkömmlichen Fertigfutter meist einen größeren Bestandteil darstellen. Kohlenhydrate sind ansonsten vor allem in Brot, Reis, Teigwaren und Gemüse enthalten und bieten als Futterzusatz einen guten Sättigungseffekt bei gleichzeitiger Erhöhung des Ballaststoffanteils, was bei manchen Erkrankungen (z.B. Verstopfung) erwünscht ist.

Vitamine

Vitamine sind lebensnotwendige Wirkstoffe, die dem Organismus mit der Nahrung zugeführt werden müssen. Eine Katze benötigt die Vitamine A, D, E, K und Vitamine der B-Gruppe in ihrem Futter; das für den Menschen wichtige Vitamin C kann sie selbst aufbauen. Ein Fehlen der Vitamine im täglichen Futter führt zu Mangelerscheinungen in Form von **Hypovitaminosen**, ein Vitaminüberschuss zu Krankheitserscheinungen in Form einer **Hypervitaminose**.

Vitamin A erhält die Sehkraft und schützt vor Infekten. Bei Vitamin-A-Mangel kommt es entsprechend zu Sehstörungen und erhöhter Infektanfälligkeit. Da Vitamin A allerdings im Körper gespeichert wird, besteht auch die Gefahr einer A-Hypervitaminose. Zu viel Vitamin A bedingt Skelettveränderungen und Bewegungsstörungen bei Katzen. Überwiegende Verfütterung von roher Leber, die besonders viel Vitamin A enthält, kann hier die Ursache sein.

Vitamin D spielt eine wichtige Rolle beim Knochenaufbau und im Kalzium-Haushalt des Körpers. Ein Mangel wirkt sich vor allem bei Jungtieren schädlich aus, wo er Knochendeformierungen (Rachitis) erzeugt. Vitamin-D-Hypervitaminosen führen zu Kalkablagerungen, zum Beispiel in der Lunge oder den Nieren.

Vitamin E wirkt genauso wie Vitamin A als „Antioxidans" und verhindert somit die Autooxidation von ungesättigten Fettsäuren zu den gesundheitsschädlichen Fettsäureperoxiden. Der Bedarf steigt mit dem Gehalt an ungesättigten Fettsäuren im Futter. Die reine Fütterung mit öligen Fischen kann eine zusätzliche Vitamin-E-Zufuhr erforderlich machen.

Vitamin K ist unerlässlich für die Blutgerinnung. Ein ernährungsbedingter Mangel oder Überschuss an Vitamin K kommt nicht vor. Die Wirkung vieler Rattengifte beruht darauf, dass sie Gegenspieler des Vitamin K enthalten und somit die Blutgerinnung verhindern. Bei einer Vergiftung mit solchen Präparaten kann die Gabe einer Vitamin-K-Injektion lebensrettend sein.

Vitamin-B-Gruppe
Diese wasserlöslichen Vitamine sind an vielen Funktionen im Stoffwechsel beteiligt. Mangelerscheinungen können im Zusammenhang mit allgemeiner Unterernährung auftreten und sich in unspezifischen Symptomen, u.a. auch in zentralnervösen Störungen, äußern. Ein Überangebot im Futter wird ungenutzt ohne weitere Folgen wieder ausgeschieden.

Biotin

Biotin (auch Vitamin H genannt) sorgt für ein schönes, glänzendes Fell. Eine Unterversorgung kommt fast nicht vor, es sei denn, man verfüttert rohes Eiweiß an die Katze. Rohes Eiweiß enthält nämlich einen Stoff, das Avidin, das mit Biotin im Darm einen unverdaulichen Komplex bildet. Von rohen Eiern sollte daher nur das Eigelb verfüttert werden. In hart gekochtem Zustand kann auch das Eiweiß verwendet werden.

Mineralstoffe und Spurenelemente

Sie kommen zwar nur in geringer Konzentration im Futter vor – Spurenelemente, wie der Name schon sagt, sogar nur in geringster –, sie sind aber für die Aufrechterhaltung aller Zellfunktionen unerlässlich. Bei ihrer Zufuhr ist nicht nur die Menge, sondern auch ihr ausgewogenes Verhältnis von Bedeutung. So führt ein Überangebot an **Phosphor** in der Nahrung zu einer Kalziumunterversorgung. Als Konsequenz zieht der Körper das nötige **Kalzium** aus den Knochen ab, die als Kalziumspeicher dienen. Knochenerweichungen und spontane Knochenbrüche sind die Folge. Eine einseitige Fleischfütterung, besonders von Rinderherz mit hohem Phosphorgehalt, ist deshalb unbedingt zu vermeiden. Bei selbst zubereitetem Futter empfiehlt sich generell zusätzlich die Beigabe eines Kalziumpräparates.

Außer Kalzium und Phosphor benötigt eine Katze an Mineralstoffen noch **Magnesium**, **Kalium**, **Natrium**, **Chlor**, **Eisen** und **Jod** sowie an Spurenelementen **Kupfer**, **Zink**, **Mangan** und **Selen**. Störungen im so genannten Elektrolythaushalt, der die angeführten Mineralstoffe umfasst, ergeben sich in der Regel nicht aus einem fehlenden Angebot in der Nahrung, sondern durch Verluste infolge von Erbrechen, Durchfall oder Nierenerkrankungen. Die Behandlung dieser Erkrankungen beinhaltet daher immer auch Gaben von Mineralstoffen und Spurenelementen.

Fertigfutter oder selber kochen?

Nach all diesen Fakten über die Zusammensetzung von Katzenfutter wird klar, dass es nicht so einfach ist, eine ausgewogene Mischung selbst zusammenzustellen. Das vielfältige Angebot an Fertigfutter auf dem Markt macht es Katzenbesitzern allerdings einfach. **Fertigfutter**, sowohl Trocken- als auch Dosenfutter, enthält immer alle erforderlichen Nährstoffe im richtigen Verhältnis. Dabei erfüllen auch billigere Sorten die Qualitätsansprüche hinsichtlich der Zusammensetzung. Vitaminmangelerscheinungen und andere Mangelkrankheiten sind bei Fertigfutterverwendung nahezu ausgeschlossen. Es ist zudem lange Zeit haltbar und lagerfähig.

Dosennahrung enthält einen wesentlich höheren Wasseranteil (75 bis 80 %) als Trockenfutter (10 %). Dementsprechend nehmen nur mit Dosennahrung gefütterte Katzen kaum noch zusätzlich Wasser auf, da ihr Wasserbedarf bereits mit dem Futter gedeckt ist. Bei ausschließlicher Trockenfuttergabe besteht die Gefahr einer ungenügenden Wasseraufnahme, so dass bei anfälligen Katzen Harnsteine entstehen können. Trockenfutter bietet gegenüber Dosenfutter den Vorteil, dass es länger frisch und schmackhaft bleibt. Gegen eine gemischte Fütterung mit Dosen- und Trockenprodukten ist nichts einzuwenden.

Der Vorteil von **selbst zubereitetem** Futter gegenüber Fertigprodukten liegt einmal in seiner höheren Schmackhaftigkeit: Katzen sind ausgesprochene Feinschmecker, und wenn sie erst herausgefunden haben, dass ihnen wohlschmeckendere Alternativen zur Dosenkost serviert werden können, verweigern sie oft das Fertigprodukt. Zum anderen enthalten Fertigfutter notwendigerweise – zum Teil auch unnötigerweise – häufig Konservierungsstoffe, Farbstoffe und Geschmacksstoffe, die für Allergien mitverantwortlich sein können.

Bereitet man das Futter selbst zu, so kennt man die einzelnen Bestandteile: „Man weiß, was man (Katze) hat."

Die Zutaten werden jeweils mit Wasser oder Fleischbrühe vermischt, eventuell mit Gelatine gebunden sowie mit einem Kalziumpräparat in erforderlicher Dosis gemischt.

Fleisch kann – mit Ausnahme von Schweinefleisch – roh oder gekocht verfüttert werden, Fisch und Schweinefleisch dürfen hingegen nur gekocht oder gebraten verabreicht werden. Vorkochen größerer Mengen und Einfrieren in Tagesportionen mindern den Aufwand der Selbstzubereitung. Die Mehrzahl der Katzen, die an den Geschmack von selbst zubereitetem Futter gewöhnt sind, lehnen Fertignahrung konsequent ab.

Hier einige Beispiele für geeignete Futterzusammenstellung für eine 4 kg schwere Durchschnittskatze pro Tag:
Futtermischung 1
80 g Thunfisch
10 g Rindfleisch, etwas fett
60 g gekochter Reis
Futtermischung 2
90 g Hühnerfleisch
10 g Leber
54 g gekochter Reis
9 g tierisches Fett (Schweineschmalz o.Ä.)
Futtermischung 3
70 g Rinderherz
40 g Rindfleisch, mittelfett
9 g Leber
60 g gekochter Reis

Fütterungsmanagement

Mehrere kleine Mahlzeiten sind für die Verdauung günstiger als eine oder zwei große. Auch erwachsene Katzen bevorzugen gerne mehrere kleine und „frische" Mahlzeiten als eine oder zwei große Portionen. Wenn dies technisch möglich ist, sollte man dieser Vorliebe Rechnung tragen.

Das Futter sollte immer zimmerwarm sein, direkt aus dem Kühlschrank werden es nur sehr hungrige Katzen akzeptieren. Der Futterplatz sollte sich immer am gleichen, möglichst ruhigen, aber dennoch zentralen Ort befinden, beispielsweise in einer Ecke der Küche. Wasser sollte getrennt davon an einem anderen Ort angeboten werden, da Katzen Wasser und Futter an verschiedenen Orten bevorzugen.

▶ Energiebedarf

Die Nahrung dient nicht nur der täglichen Nährstoffzufuhr, sondern in erster Linie auch der Deckung des Energiebedarfs. Eine Katze verbraucht „sichtbar" Energie bei allen Aktionen wie Laufen, Springen und Klettern. Aber auch alle Grundfunktionen des Körpers, wie z.B. die Aufrechterhaltung der Körpertemperatur, benötigen Energie.

Der Energiegehalt von Lebens- und Futtermitteln wird in Kilojoule (kJ) bzw. teilweise noch in Kilokalorien (kcal) angegeben. Wie viel davon eine Katze zur Deckung ihres täglichen Energiebedarfs braucht, ist individuell verschieden.

Jungtiere haben generell einen höheren Bedarf als erwachsene Tiere, kastrierte Tiere einen niedrigeren als unkastrierte. Trächtige und säugende Katzen haben den höchsten Bedarf an Energie. Katzen mit Auslauf und daher größerer Gelegenheit zu Bewegung haben einen höheren Energieverbrauch als nur in der Wohnung gehaltene Tiere.

Die folgende Tabelle zeigt, wie sich der Energiebedarf mit dem Wachstum ändert.

Alter	Körpergewicht (kg)	Energiebedarf (kcal/kg)
Neugeborene	0,12	380
5 Wochen	0,5	250
10 Wochen	1,0	200
20 Wochen	2,0	130

Nahrungsbedarf der Katze (nach *Wright* und *Walters*, 1985)				
Alter/Verhalten der Katze	Normalgewicht (kg)	Energiebedarf (kcal täglich)	Tägliche Futtermenge Trockenfutter (g)	Dosen-/Frischfutter (g)
Jungtiere				
30 Wochen	1,5 bis 2,7	150 bis 270	42 bis 76	120 bis 216
40 Wochen	2,2 bis 3,8	175 bis 300	48 bis 84	141 bis 243
Erwachsene				
Ruhige Katze	2,2 bis 4,5	155 bis 315	44 bis 90	123 bis 252
Aktive Katze	2,2 bis 4,5	185 bis 300	53 bis 108	150 bis 306
Trächtige Katze	2,5 bis 4,0	250 bis 400	70 bis 112	200 bis 320
Säugende Katze	2,2 bis 4,0	550 bis 1000	154 bis 280	440 bis 800

Ein Überangebot an Nahrung mit der Folge von Übergewicht ist bei Jungtieren kaum zu befürchten, so dass man ihnen ohne Bedenken so viel Futter anbieten kann, wie sie möchten.

Mit dem Eintritt der Geschlechtsreife ist bei weiblichen und bei männlichen Tieren das Wachstum abgeschlossen. Der Energiebedarf hängt nunmehr von vielen verschiedenen Einflüssen ab:
- von der Lebensweise, ob nur in der Wohnung oder auch draußen;
- vom Temperament, ob eher aktiv oder ehe träge;
- von der Umgebungstemperatur; im Winter braucht eine Katze mehr Isolierung gegen die Kälte durch eine Fettschicht als im Sommer, wo sie keine „dicke Jacke" benötigt;
- von der Kastration, durch die der Stoffwechselumsatz reduziert wird;
- vom Alter.

Ein Richtwert, wie viel Futter die einzelne Katze braucht, ohne ab- oder zuzunehmen, ist schwer zu ermitteln. In der oben stehenden Tabelle sind einige Werte, auch für trächtige und säugende Katzen, zusammengestellt. Außer dass ihr erhöhter Energiebedarf durch eine entsprechende Futtermenge gestillt werden muss, ist ansonsten bei der Fütterung trächtiger oder säugender Tiere keine Änderung erforderlich.

▶ Übergewicht

Übergewicht tritt leider auch bei Katzen häufig auf und birgt, wie beim Menschen, ein gesundheitliches Risiko. In Abhängigkeit von der Größe und der Statur reicht das Normalgewicht eines männlichen Tieres bis zu 7,5 kg, bei weiblichen Tieren sind etwa bis zu 6 kg Körpergewicht zulässig.

Wenn das Übergewicht reduziert werden soll, muss dies langsam geschehen. In einer Woche soll die Katze nicht mehr als 3 % ihres Ausgangsgewichtes verlieren. „Nulldiäten" sind bei Katzen nicht angesagt. Die Gewichtsabnahme muss in kleinen Schritten über eine Reduzierung der Nahrungszufuhr erreicht werden. Prinzipiell besteht die Möglichkeit, dass man die übliche Futtermenge auf 60 % kürzt. Meist sind heftige Proteste seitens der Katze die Folge, die nicht jeder Katzenbesitzer erträgt. Eine andere Möglichkeit besteht darin, die Hälfte der üblichen Dosennahrung durch sättigende Ballaststoffe in Form von gekochtem Reis, Nudeln oder sogar Gemüse zu ersetzen. Das Futter wird hiermit sozusagen „gestreckt".

Mittlerweile werden auch schon kommerzielle Abmagerungsdiäten angeboten, in denen zu Gunsten des Kaloriengehalts der Ballaststoffanteil erhöht wurde. Diese Diäten werden sogar häufig nach einer Umstellungsphase gerne gefressen. Sie bieten den Vorteil, dass die tägliche Futtermenge gleich bleiben kann. Dabei sind sowohl Dosen- als auch

Diät bei Übergewicht:
565 g gekochte Leber
175 g gekochter Reis
1 Teelöffel Pflanzenfett
1 Teelöffel Kalziumkarbonat
alles vermischt; ergibt 750 g Futter mit einem Gehalt von 539 kJ/100 g bzw. 129 kcal/100g.

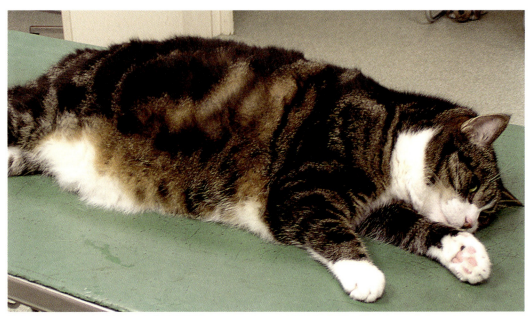

Stark übergewichtige Katze.

Trockenfutter meist nur in einer „Geschmacksrichtung" erhältlich. Zur Selbstzubereitung einer Abmagerungskost eignet sich das Rezept auf Seite 25 unten.

▶ Flüssigkeitsbedarf

Zur Deckung des Flüssigkeitsbedarfs sollte einer Katze immer ausreichend Wasser zur Verfügung stehen. Da die Katzenniere einen hoch konzentrierten Urin bildet, ist der tägliche Wasserbedarf im Vergleich zum Menschen gering.

Milch ist weniger ein Getränk, sondern eher ein regelrechter Nahrungsersatz für Katzen, da sie viele Kalorien hat. Der Milchzucker darin, die Laktose, kann zu Durchfall führen, besonders bei Katzen, die keine gewohnheitsmäßigen „Milchtrinker" sind.

Sauermilchprodukte wie Joghurt, Quark und Kefir sind gleichfalls recht beliebt bei Katzen und werden meist gut vertragen.

Auch die „Katzenmilchprodukte" aus dem Handel sind weniger als Getränk denn als Flüssignahrung einzustufen, denn sie enthalten reichlich Kalorien und oft auch Zucker.

▶ Aufzucht mutterloser Welpen

Die Aufzucht von Welpen ohne Mutter erfordert zwar einige Mühe, kann aber durchaus gelingen und viel Freude bereiten. Im Handel oder beim Tierarzt sind Katzenmilchersatzpräparate erhältlich. Diese Trockenpulver müssen nur mit Wasser angerührt werden. Kuhmilch ist kein ausreichender Ersatz und allenfalls für eine „Erstversorgung" geeignet. Besser ist es, bei einer Notversorgung der Vollmilch etwas Kondensmilch, Sahne und Quark unterzumischen.

Anfangs müssen die Welpen alle zwei Stunden mit 3 bis 4 ml Ersatzmilch versorgt werden (entspricht etwa einem Teelöffel). Später kann der Abstand nachts auf vier Stunden gesteigert werden. Zum Eingeben benutzt man eine Kunststoffspritze oder eine Babynuckelflasche, bis die Welpen etwa ab der 3. Lebenswoche allein aus einem Schälchen trinken. Gleichfalls ab der 3. Woche sollte mit dem Zufüttern von Jungtiernahrung (Whiskas für Katzenkinder) begonnen werden. Die Menge von Milch und Beifutter wird kontinuierlich mit dem Alter gesteigert. Vitaminpräparate in Pasten- oder Pulverform sollten gleichfalls ergänzend untergemischt werden.

Die Welpen müssen mit Hilfe einer Wärmelampe oder eines Heizkissens warm gehalten werden.

Nach jeder Fütterung muss durch Massieren von Bauch und Po der Harn- und Kotabsatz angeregt werden – normalerweise erledigt das die Katzenmutter durch Belecken. Sobald die Welpen selbständig Kot und Harn absetzen, können sie bereits ans Katzenklo gewöhnt werden, das zu diesem Zweck in nächster Nähe ihrer Kiste aufgestellt wird.

▶ Diät bei verschiedenen Erkrankungen

Einige Erkrankungen von Katzen können durch eine gezielte Diät geheilt oder zumindest positiv beeinflusst werden. Welche diätetischen Maßnahmen bei Erbrechen, Durchfall, Verstopfung, Diabetes, Lebererkrankungen und Nahrungsmittelallergie getroffen werden sollten, ist im jeweiligen Kapitel beschrieben.

Bei **eingeschränkter Nierenfunktion** bildet eine eiweißarme Diät die grundlegende Behandlung. Mit der Nahrung soll nur das unbedingt nötige Minimum an Eiweiß zugeführt werden, um die Niere, die für die Ausscheidung der (giftigen) Abfallprodukte aus dem Eiweißstoffwechsel verantwortlich ist, möglichst zu schonen. Die Diät ermöglicht betroffenen Katzen ein beschwerdefreies Weiterleben, manchmal sogar für einige Jahre. Folgende Rezepte sind zur Fütterung nierenkranker Katzen geeignet (außerdem sind mittlerweile sowohl zahlreiche Trocken- als auch Nassfutter mit vermindertem Eiweißgehalt und ausgewogenem Mineralstoffgehalt kommerziell erhältlich):

Harnsteine können durch eine spezielle Diät zur Auflösung gebracht werden. Die Diät erspart dann einen operativen Eingriff. Zu dieser Therapie greift man am besten auf das kommerzielle Diätfutter mit seiner konstanten Zusammensetzung zurück. Um jedoch nach der Auflösung ein erneutes Auftreten von Harnsteinen zu vermeiden, muss die Katze weiterhin nach einer mineralstoffarmen Diät leben. Auch zur Prophylaxe von Harnsteinen werden Diätfertigfutter angeboten, die mit selbst zubereitetem Futter (siehe nachstehendes Rezept) abwechslungsreicher gestaltet werden können.

Futtermischung 1 / Nierendiät
115 g gekochte Leber
2 hart gekochte Eier
350 g gekochter Reis
1 Esslöffel Pflanzenöl
1 Teelöffel Kalziumkarbonat
alles eventuell mit etwas Wasser vermischen.
Futtermischung 2 / Nierendiät
30 g mittelfettes Rindfleisch
30 g Thunfisch
165 g gekochter Reis (Kalziumpräparat)
50 g Herz
5 g Leber
135 g gekochte Nudeln
20 g tierisches Fett

Futtermischung 3 / Harnsteindiät
450 g Rinderhackfleisch
115 g gekochte Leber
175 g ohne Salz (!) gekochter Reis
1 Teelöffel Pflanzenöl
1 Teelöffel Kalziumkarbonat

Pflege

Katzen sind sprichwörtlich bekannt wegen ihrer Reinlichkeit. Sie verwenden viel Zeit für ihre tägliche Körperpflege. Als Besitzer muss man in der Regel besonders bei Kurzhaarkatzen diese Pflege kaum unterstützen. Kurzhaarkatzen müssen nicht, können aber täglich gebürstet oder gekämmt werden. Besonders während der Zeit des Fellwechsels bleiben dann weniger Haare auf dem Teppich zurück und mehr in der Bürste. Alte, kranke oder stark übergewichtige Tiere können sich manchmal nicht mehr so gut putzen, so dass sie bei der täglichen Fellpflege unterstützt werden müssen.

Alte Katzen nutzen oft ihre **Krallen** durch tägliches Schärfen und Wetzen am Kratzbaum nicht mehr genügend ab. Die Krallen müssen dann regelmäßig vom Besitzer oder Tierarzt geschnitten werden. Ansonsten ist Krallenschneiden bei Katzen nicht nötig.

Baden von Katzen ist grundsätzlich zwar erlaubt, die meisten von ihnen werden es jedoch nicht besonders schätzen. Zur Entfernung von massenhaft Flohkot oder anderem Schmutz ist ein Bad aber hervorragend geeignet. Wichtig ist nur, dass die Katze anschließend gut trockengerieben und warm gehalten wird.

Augen und Ohren bedürfen meist keiner besonderen Reinigung. Bei Perserkatzen und anderen kurzköpfigen Rassen, die zu übermäßigem Tränenfluss neigen, ist das tägliche **Säubern der Augenwinkel** von Sekret allerdings zwingend, wenn man unschöne Verklebungen und „Tränenstraßen" vermeiden will.

Perserkatzen und andere Langhaarkatzen sind sehr viel anspruchsvoller in der Pflege als kurzhaarige Vertreter der Katzenfamilie. Tägliches **Bürsten** und **Kämmen** ist ein Muss, weil sich sonst unschöne verfilzte Knoten im Fell bilden. Bei starker Verfilzung hilft oft nur noch das komplette Abscheren des ganzen Fells. Diese Prozedur erfordert bei den meisten Katzen eine starke Beruhigung oder sogar Narkose und wird daher in der Regel beim Tierarzt durchgeführt.

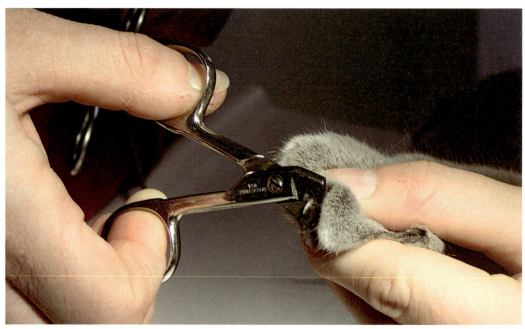

Schneiden der nicht durchbluteten Krallenenden bei der Katze.

Allgemeine Tipps für Katzenhalter

▶ Tätowierung

Für jeden Katzenbesitzer, der seiner Katze freien Auslauf gewährt, stellt sich die Frage, wie er sie als sein Eigentum kennzeichnen kann. Eine Kennzeichnung dient nicht nur dem Schutz vor Diebstahl, sondern ermöglicht auch die Identifizierung, sollte die Katze einmal auf Abwege geraten oder verletzt aufgefunden worden sein. Halsbänder mit Aufschrift oder Adressanhänger sind eine Möglichkeit, bergen jedoch die Gefahr, dass sie schnell abgestreift werden, insbesondere wenn sie mit Gummizug versehen sind. Trotzdem empfiehlt es sich, auf jeden Fall ein Halsband mit Gummizug zu wählen, da sonst die Gefahr der Strangulation durch das Halsband besteht, wenn die Katze damit im Geäst hängen bleibt.

Eine beständige Alternative zum Halsband ist eine Tätowierung. Bei Katzen bieten bevorzugt die wenig behaarten Ohrmuscheln Platz für kleine Buchstaben- und Zahlenkombinationen, die dann ein unveränderliches Kennzeichen darstellen. Die Tätowierung kann beim Deutschen Tierschutzbund in Bonn und/oder beim TASSO Tierregister in Frankfurt unentgeltlich bundesweit zentral registriert werden, wo sie im Bedarfsfall von Tierheimen, Polizei, Tierarzt usw. abgefragt werden kann.

Die Tätowierung selbst kann, da sie für das Tier schmerzhaft ist, nur in Narkose geschehen und wird daher oft gleichzeitig mit der Kastration durchgeführt.

▶ Chip

Eine Alternative zur Tätowierung ist die Implantation eines kleinen Mikrochips, auf dem eine individuelle Zahlenkombination gespeichert ist. Die Implantation kann durch eine einfache Injektion in der Regel ohne Narkose durchgeführt werden. Katzen, die auf Reisen ins Ausland mitgenommen werden, benötigen in jedem Fall ab dem Jahr 2011 einen Chip, um eindeutig gekennzeichnet zu sein. Bis 2011 wird alternativ auch noch eine Tätowierung als Kennzeichnung anerkannt. Der individuelle Heimtierpass muss bei jeder Auslandsreise mitgenommen werden.

Hier können Sie Ihre Katze registrieren lassen:

Deutsches Haustierregister
Deutscher Tierschutzbund e.V.
Baumschulallee 15
53115 Bonn
www.tierschutzbund.de

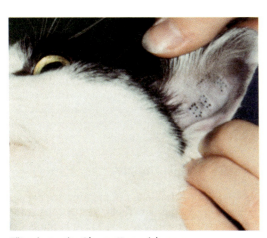
Tätowierung im Ohr zur Kennzeichnung.

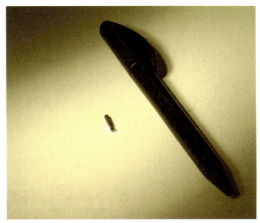
Der Chip zur Kennzeichnung wird unter die Haut implantiert.

TASSO e.V.
Frankfurter Str. 20
65795 Hattersheim
www.tiernotruf.org

▶ Transport

Fast jede Katze muss in ihrem Leben einmal transportiert werden: zum Tierarzt, in den Urlaub, in die Katzenpension oder beim Umzug. Hierzu kommen verschiedene „Behälter", die alle im Zoofachhandel oder in der Tierabteilung größerer Supermärkte und Kaufhäuser erworben werden können, in Betracht: Tasche, Käfig, Korb oder Kunststoffbox. Sie besitzen verschiedene Vor- und Nachteile, die im Folgenden kurz erläutert werden sollen.

Eine **Tasche** (es kann sich vorzugsweise um eine spezielle Katzentransporttasche mit Lüftung, aber auch um eine einfache Reise- oder Sporttasche handeln) ist nie völlig ausbruchsicher und sollte daher nicht für längere oder unbeaufsichtigte Transporte benutzt werden. Sie bietet jedoch den Vorteil, dass die Katze leicht herauszunehmen ist. Beim Tierarzt wird dadurch der Umgang mit sehr ängstlichen und aggressiven Tieren stark erleichtert.

Aus den meisten **Käfigen** ist das Herausnehmen ebenfalls einfach, ihre „Durchsichtigkeit" wirkt allerdings nicht immer beruhigend auf die Katze, beispielsweise im Wartezimmer beim Tierarzt.

Der klassische **Katzenkorb** aus Weidengeflecht ist zwar für die Katze angenehm, da sie sich in einer solchen „Höhle" sicher fühlt, und wird daher oft freiwillig von ihr benutzt, hat aber ansonsten einige Nachteile. Er ist nicht dicht nach außen, so dass Urin auslaufen kann, und auch nicht einfach von Kot oder Erbrochenem zu reinigen. Ein derartiges „Malheur" kann beim Transport allein schon aus Angst leicht passieren. Die wenigsten Körbe schließen so dicht, dass es einer Katze nicht doch gelingen könnte, sich zu befreien. Das Herausnehmen von aggressiven Tieren beim Tierarzt aus Körben ist nahezu unmöglich und mit extremem Stress für die Katze verbunden, weshalb sie bei solchen Tieren nicht benutzt werden sollten.

Kunststoffboxen sind leicht zu reinigen und zu öffnen, da sie auseinandergeschraubt werden können. Die Modelle mit einem Deckel zum Aufklappen nach oben erleichtern das Hineinsetzen bei widerspenstigen Tieren. Sie sind stabil und ausbruchsicher und daher für längere Transporte, z.B. Flug- oder Bahnreise, am besten geeignet. Hierzu sollten sie mit einem Handtuch oder einer Decke mit vertrautem Geruch gepolstert werden.

Das **Katzengeschirr** mit Leine bietet eine weitere Möglichkeit, eine Katze zu transportieren, allerdings im Auto nur mit einer Begleitperson. Erfahrungsgemäß sind die meisten Katzen im Geschirr ruhiger, d.h. sie miauen nicht so viel beim Autofahren wie in einer Box.

Generell sollte die Katze bereits vor dem eigentlichen Transport Gelegenheit haben, den Behälter kennen zu lernen, unter Umständen kann sie bereits vorher darin schlafen. Dabei können auch das Hineinsetzen und Herausnehmen geübt werden.

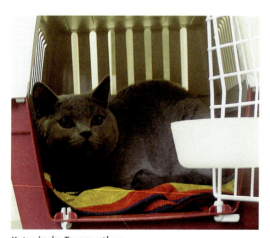

Katze in der Transportbox.

▶ Reisen mit der Katze

Bei längeren Reisen und sehr ängstlichen Katzen empfiehlt sich die Gabe eines Beruhigungsmittels vor dem Transport (genau nach Vorschrift des Tierarztes!). Außerdem versteht es sich von selbst, dass regelmäßige Pausen zum Aufsuchen der Katzentoilette und zur Futter- und Wasseraufnahme eingelegt werden müssen.

Reisen innerhalb Europas

Die Einführung des neuen Heimtierpasses hat das Reisen mit Tieren innerhalb der Europäischen Union stark vereinfacht: Eine Katze benötigt für solche Auslandsreisen eine Tollwutimpfung, die nach Erstimpfung mindestens 4 Wochen zurückliegen und dann regelmäßig innerhalb eines Jahres aufgefrischt werden sollte.

Voraussetzung für das Ausstellen eines Heimtierpasses ist eine individuelle Kennzeichnung (siehe Tätowierung/Chip).

Reisen außerhalb Europas

Eine gültige Tollwutimpfung ist generell auch für alle anderen Auslandsreisen wichtig, wenn die Katze wieder nach Deutschland zurückkehren soll. Zusätzlich kann dann bei außereuropäischen Ländern eine Blutuntersuchung notwendig werden, um die Wirksamkeit der Tollwutimpfung zu beweisen. Diese Tollwut-Titer-Bestimmung darf nur von wenigen, behördlich zugelassenen Laboratorien in Deutschland durchgeführt werden und dauert in der Regel ein paar Tage. In jedem Fall ist es ratsam, bei allen Reisen außerhalb der EU **rechtzeitig** Informationen über die jeweiligen Länderbestimmungen einzuholen. Hier können der Tierarzt, das lokale Veterinäramt oder die Botschaft des Gastlandes genauere Auskünfte geben.

Krankenversicherung

Krankenversicherungen für Haustiere werden seit einigen Jahren angeboten. Wie bei einer privaten Krankenversicherung zahlt der Katzenbesitzer einen jährlichen Beitrag und erhält im Krankheitsfall etwa 80 % der angefallenen Tierarztkosten rückerstattet. Auch für Impfungen wird ein Teil der Kosten übernommen. Insbesondere bei größeren Operationen kann sich eine Krankenversicherung als lohnend erweisen. Allerdings muss auch erwähnt werden, dass es Altersgrenzen für die Aufnahme in die Versicherung gibt und dass die Versicherung von Versichererseite kündbar ist, wenn sich die Katze als zu teurer Patient herausstellen sollte.

Euthanasie und Tierkörperbeseitigung

Obwohl die Tiermedizin insbesondere bei Hund und Katze mittlerweile ein hohes medizinisches Niveau, nahe der Humanmedizin, erreicht hat, sind ihr jedoch Grenzen gesetzt. So steht beispielsweise bei sehr alten oder unheilbar erkrankten Tieren der Behandlung als berechtigte Alternative die Euthanasie gegenüber.

Hat sich der Besitzer in Absprache mit dem Tierarzt hierfür entschieden, so wird Letzterer den Tod schnell und schonend herbeiführen, in der Regel durch die Injektion eines überdosierten Narkosemittels, das ein sanftes Hinübergleiten vom Schlaf in den Tod bewirkt. Der Besitzer kann – sofern er das möchte – dabei zusehen.

Der Tierarzt bespricht vorher oder danach mit dem Besitzer, was mit dem toten Tier geschehen soll. Eine Beerdigung auf eigenem Gelände, beispielsweise im Garten, ist grundsätzlich (mindestens 50 cm tief) erlaubt, sofern sich das Grundstück nicht in einem Wasserschutzgebiet befindet und keine örtlichen Polizeiverordnungen dagegen sprechen. Alternativ kann der Tierarzt die Entsorgung des Tierkörpers übernehmen.

Er kann in der Regel auch eine Verbrennung in einem Tierkrematorium organisieren. Die Verbrennung findet – ganz nach Wunsch des Besitzers – entweder anonym als Sammelverbrennung oder als Einzeleinäscherung statt; nach dieser kann er die Asche in einer Urne in Empfang nehmen. Bei vielen Krematorien ist es auch möglich, der Verbrennung beizuwohnen.

Darüber hinaus gibt es mittlerweile im ganzen Bundesgebiet Tierfriedhöfe, auf denen eine individuelle Bestattung erfolgen kann.

Krankheiten und ihre Ursachen

Krankheit wird allgemein definiert als eine Störung der normalen Körperfunktionen. Diese Störung kann verschiedenen Ursprungs sein. Grundsätzlich unterscheidet man in der Krankheitslehre, der Pathologie, zwischen inneren und äußeren Ursachen.

Innere Krankheitsursachen entwickeln sich entweder in einem Organismus von selbst, beispielsweise durch altersbedingte Abnutzung der Organe, oder sie sind bereits von Geburt an in ihm festgelegt. Missbildungen und Erbkrankheiten zählen daher zu den „von innen" ausgelösten Störungen. Beispiele solcher angeborener Defekte bei Katzen sind die Taubheit weißer, blauäugiger Katzen oder der bei allen Rassen gelegentlich auftretende „Knickschwanz", der eher einen Schönheitsfehler als eine Missbildung darstellt.

Neben genetisch festgelegten Erkrankungen werden auch die meisten hormonellen Störungen, wie beispielsweise die Zuckerkrankheit (Diabetes mellitus), auf innere Krankheitsursachen zurückgeführt.

Zu den inneren Krankheitsursachen treten ferner körpereigene Hilfsfaktoren hinzu, die den Ausbruch einer Erkrankung begünstigen oder beschleunigen. Eine Katze kann auf Grund ihrer individuellen Veranlagung zu einer bestimmten Erkrankung neigen. Man bezeichnet diese Neigung zu einer Krankheit im medizinischen Sprachgebrauch als eine **Disposition** (= *die Neigung, an einer Krankheit zu erkranken*). Sie ist abhängig von Rasse, Familie, Alter oder Geschlecht. So leiden besonders Perserkatzen, bedingt durch ihre Kopfform, an ständigem Tränenfluss. Jungtiere sind anfälliger als ältere Tiere für Infektionskrankheiten, da ihr Abwehrsystem noch ausreifen muss. Dagegen sind bei älteren Katzen vermehrt Erkrankungen anzutreffen, die aus Verschleißerscheinungen resultieren. Eine verminderte Leistung der Nieren tritt z.B. fast ausschließlich bei älteren Katzen auf. Kater, vor allem nicht kastrierte, haben häufiger Abszesse in der Haut als weibliche Tiere, da sie sich öfter auf kämpferische Auseinandersetzunge mit Reviergenossen einlassen.

Eine wichtige Rolle bei der Entstehung einer Krankheit spielt außerdem die momentane Körperverfassung einer Katze. Sie wird von Umwelteinflüssen wie Stress, Klima und Futterangebot geprägt. Eine abgemagerte Katze wird durch einen Schnupfen mehr geschwächt als ein normal genährtes Tier. Der psychische Stress, dem eine Katze durch den Aufenthalt in einer Katzenpension ausgesetzt ist, mindert ihre Abwehr. Sie steckt sich leichter mit Krankheitserregern an als in ihrer vertrauten Umgebung.

Krankheiten basieren folglich nicht immer auf einer einzigen Ursache. Oft führt erst das Zusammentreffen einer körpereigenen Schwäche mit krankmachenden Einflüssen aus der Umgebung zum Ausbruch der Krankheit. Letztere werden auf einen Organismus ausgeübt durch äußere Gewalt, Hitze, Kälte, Strahlen, Chemikalien, Nahrung und krankheitsauslösende Erreger. Sie bilden die Gruppe der **äußeren Krankheitsursachen**.

Hiervon wiederum spielen für Katzen Unfälle als Einwirkung äußerer Gewalt, Chemikalien, die zu einer Vergiftung führen, und vor allem die vermehrungsfähigen Krankheitserreger die größte Rolle. Zu Letzteren zählen Viren, Bakterien, Pilze und Parasiten.

Viren sind die kleinsten „Lebewesen" (10 bis 300 nm im Durchmesser), die Krankheiten auslösen können: Sie bestehen praktisch nur aus genetischem Material mit und ohne Hülle. Nach dem Eindringen in die Zellen ihres Wirtes benutzen sie diese zu ihrer Vermehrung, wobei die Zellen meist zu Grunde gehen.

Bakterien sind einzellige Lebewesen, die überall in der Natur vorkommen und oft wichtige Stoffwechselfunktionen erfüllen. Auch auf der Haut, der Schleimhaut und im Darm siedeln natürlicherweise Bakterien ohne krankmachende Wirkung. Sie sind vielfach sogar notwendig, beispielsweise um im Darm durch Abbau bestimmter Stoffwechselprodukte die normale Verdauung zu gewährleisten. Bakterien wachsen im Gegensatz zu Viren, die nur in Zellkulturen oder Versuchstieren vermehrt werden können, auch auf künstlichen Nährböden – einer Art Bouillon mit Zusatz von gelierenden Stoffen. Aus entnommenem Untersuchungsmaterial, beispielsweise Tupfer von

Nasen- oder Augensekret, können die jeweiligen Bakterien im Brutschrank innerhalb weniger Tage angezüchtet und entsprechend klassifiziert werden. Gleichzeitig kann hierbei ein Antibiogramm erstellt, d.h. bestimmt werden, welches Medikament (Antibiotikum) am besten wirksam ist. Antibiotika sind natürliche, aus Pilzen gewonnene oder synthetisch hergestellte Stoffe, die Bakterien abtöten oder zumindest in ihrem Wachstum hemmen. Seit ihrer Entdeckung im Jahre 1928 haben sie weltweit entscheidend dazu beigetragen, dass viele bakterielle Krankheiten ihren Schrecken verloren haben.

Pilze sind mehrzellige Organismen, die dem Pflanzenreich zugeordnet werden. Voraussetzung für das Auftreten von Pilzinfektionen ist ein geschwächtes Immunsystem oder auch eine Vorschädigung der Haut. Genau wie Bakterien können Pilze auf speziellen Nährböden angezüchtet werden. Auf diese Weise ist auch der Nachweis einer Pilzinfektion möglich.

Parasiten schließlich sind ein- oder mehrzellige tierische Lebewesen, die sich vorübergehend oder dauernd in oder auf einem anderen Organismus aufhalten und auf dessen Kosten leben („schmarotzen"). Sie schädigen ihren Wirt durch Entzug von Nährstoffen oder Blut und geben gleichzeitig ihre manchmal giftigen Stoffwechselprodukte an ihn ab. Obwohl es nicht in ihrer Absicht liegt, ihren Wirt umzubringen und damit ihre Nahrungsquelle zu vernichten, können sie bei großer Anzahl schwere Krankheitsbilder hervorrufen. Man unterscheidet äußere, auf oder in der Haut lebende Ektoparasiten (z.B. Flöhe) von im Inneren des Wirtstieres lebenden Endoparasiten (z.B. Würmer).

Erkennen von Krankheiten

Woran erkennt man nun, ob die Katze krank ist? Gemäß der eingangs erwähnten Definition von Krankheit ist sie eine Störung der normalen Körperfunktion. Das bedeutet, jede äußerliche Veränderung und auch jede Veränderung des Verhaltens kann Anzeichen einer Krankheit sein.

Krankheitsanzeichen werden auch Symptome genannt. Sie können äußerlich gut sichtbar sein, wie zum Beispiel Haarlosigkeit und Schuppenbildung auf der Haut oder Hinken mit einem Bein. Auch innere Erkrankungen können mit auffälligen Symptomen (Erbrechen, Durchfall, Niesen, Husten, Würgen etc.) einhergehen. Solche Veränderungen sind leicht als „Funktionsstörung" zu erkennen.

Daneben existieren aber auch weniger deutliche Veränderungen, auf die man achten sollte:
- Appetitlosigkeit,
- starker Durst,
- Lustlosigkeit (medizinisch als Apathie bezeichnet),
- häufiges Aufsuchen des Katzenklos,
- sich Verkriechen z.B. im Schrank oder unter dem Bett.

Im Zweifelsfall sollten diese Symptome zum Anlass genommen werden, den Tierarzt aufzusuchen – und sei es auch nur, um die vielleicht harmlosen Gründe dafür zu erfahren. Einige physiologische Daten der gesunden Katze sind auf Seite 7 dargestellt.

Vorbeugende Maßnahmen

▶ Allgemeine Maßnahmen

Hierzu zählen eine ausreichende und ausgewogene Fütterung, pflegerische Maßnahmen wie Kämmen und Bürsten bei Langhaarkatzen sowie regelmäßiges Reinigen des Katzenklos und der Fressnäpfe. Desinfektionsmittel zur Reinigung sollten hierbei nur dann zum Einsatz kommen, wenn eine ansteckende Krankheit bei einer verstorbenen oder erkrankten Katze nachgewiesen wurde und noch andere Katzen diese Gegenstände benutzen sollen. Katzen, die vermutlich oder nachweislich an einer Infektionskrankheit leiden, sollten von anderen Katzen räumlich getrennt werden.

▶ Schutz vor Parasiten

Flöhe und Zecken

Bei Katzen mit Freigang empfiehlt sich zumindest im Sommer eine prophylaktische Behandlung mit einem Flohschutzpräparat. Spot-on-Präparate (wie beispielsweise Advantage (Bayer), Advocate (Bayer), Stronghold (Pfizer)) werden auf die Haut aufgetragen und schützen etwa 4 Wochen vor Flohbefall.

Zecken sind eher lokal verbreitet, das bedeutet, Zeckenbefall hängt stark vom jeweiligen Katzenrevier ab. Bei häufigem Befall empfiehlt sich die Verwendung eines kombinierten Floh-Zecken-Präparates vor allem im Frühjahr und Spätsommer (wie beispielsweise Frontline und Frontline Combo (Merial)).

Entwurmung

Außer diesen Ektoparasiten kann sich eine Katze, der Auslauf gewährt wird, auch innere Parasiten, nämlich Würmer und Einzeller, zuziehen. Sie schädigen die Katze, indem sie ihr Nährstoffe oder Blut entziehen.

Eine Katze kann sich im Wesentlichen mit drei verschiedenen Arten von Würmern infizieren: mit Band-, Spul- und Hakenwürmern. Sie unterscheiden sich nicht nur in ihrer äußeren Gestalt, sondern auch in ihren Übertragungsmöglichkeiten voneinander. Um die Katze von ihnen zu befreien, führt man so genannte „Wurmkuren" durch, verabreicht ihr also Medikamente, die die Würmer abtöten. Wann, wie oft und mit welchen Mitteln solche Wurmkuren angewandt werden sollten, hängt von verschiedenen Faktoren ab (Wurmart, Alter der Katze, Ansteckungsmöglichkeiten) und wird speziell für jede Wurmart bei den Krankheiten des Verdauungstraktes erläutert.

Hinsichtlich der Präparate ist zu beachten, dass nicht jedes Mittel gegen alle Würmer wirksam ist. Darüber hinaus sind sie unterschiedlich zubereitet:

So gibt es **Tabletten**, die meistens nicht freiwillig eingenommen werden, **Pasten** oder **Gele**, die mit „sanfter Gewalt" oft gerade noch eingeflößt werden können und so genannte **Spot-on-**

Übersicht über die gängigsten Präparate zur Entwurmung von Katzen			
Medikament	**Verabreichung**	**Bandwurm**	**Spul- und Hakenwurm**
Droncit (Bayer)	Tablette, Spot-on, Injektion	+++	-
Panacur (Höchst)	Tablette, Paste	+	+++
Flubenol (Janssen)	Paste	+	+++
Banminth (Pfizer)	Paste	-	+++
Milbemax (Rhone Merieux)	Tablette	+++	+++
Profender (Bayer)	Spot-on	+++	+++

Präparate, die einfach auf die Haut aufgetragen werden und dadurch am leichtesten anzuwenden sind.

Grundsätzlich empfohlen werden können prophylaktische Wurmkuren für:
- Welpen mit Mitteln, die gegen Spul- und Hakenwürmer wirken, mindestens zweimal im Abstand von 2 Wochen;
- Freigänger mit möglichst gegen alle Wurmarten wirksamen Präparaten im Abstand von 3 Monaten, vor allem wenn es sich um erfolgreiche Jäger handelt oder kleine Kinder oder Personen mit geschwächtem Immunsystem im Haushalt leben.

Eine sinnvolle Alternative zur prophylaktischen Wurmkur kann es sein, den Kot – sofern zugänglich – in regelmäßigen Abständen durch den Tierarzt untersuchen zu lassen, um den überflüssigen Einsatz von Medikamenten zu vermeiden.

Da bei Katzen, die nur in der Wohnung gehalten werden, eine Infektion nahezu ausgeschlossen ist, kann auf prophylaktische Entwurmungen verzichtet werden.

Spot-on-Präparate, die gegen Milben- und Flohbefall wirken und gleichzeitig auch gegen Spul- und Hakenwürmer: Stronghold (Pfizer), Advocate (Bayer).

▶ Schutzimpfungen

Prinzip der Schutzimpfung

Kommt der Körper – egal ob der eines Menschen oder einer Katze – erstmalig in Kontakt mit Krankheitserregern, zeigt er mehr oder weniger heftige Krankheitserscheinungen. Gleichzeitig entwickelt er aber auch Abwehrstoffe gegen die Erreger, so genannte **Antikörper**. Sie werden von einem Teil der weißen Blutzellen, den Lymphozyten, produziert, und zwar genau für jeden Erreger passend. Indem sich die Antikörper „wie ein Schlüssel ins Schloss" an den Erreger anheften, neutralisieren sie ihn gewissermaßen.

Beim nächsten Kontakt verhindern die bereits vorhandenen Antikörper den erneuten Ausbruch der Krankheit, der Körper ist nunmehr immun (lat. = unberührbar) gegen sie. Deshalb erkrankt man zwar als Kind an Masern oder Windpocken, den typischen Kinderkrankheiten, aber später als Erwachsener nicht mehr.

Aktive Immunisierung
(= Bildung körpereigener Abwehrstoffe)

Schutzimpfungen basieren auf dem Prinzip der Antikörperbildung: Indem man dem Körper künstlich durch Injektionen oder auch oral (wie bei der so genannten Schluckimpfung) Krankheitserreger zuführt, regt man seine eigene Antikörperbildung an und verhindert damit eine Ansteckung auf natürlichem Weg.

Die zugeführten Erreger dürfen natürlich keine krankmachende Wirkung besitzen. Zu diesem Zweck werden sie durch besondere Behandlungen abgetötet, abgeschwächt oder in nicht infektiöse Bruchstücke gespalten, bevor sie als Impfstoff verwendet werden. Trotzdem sollen sie eine ausreichende Antikörperbildung bewirken. Um dies zu gewährleisten, ist in der Regel eine zweimalige Impfung als so genannte Grundimmunisierung erforderlich.

Die Wiederholungsimpfung einige Wochen später garantiert, dass ein genügend hoher Antikörperspiegel im Blut entsteht, den man auch als Titer bezeichnet. Der Antikörperspiegel bleibt meist nicht lebenslang erhalten, sondern sinkt nach der Impfung allmählich wieder ab, so dass er durch Auffrischungsimpfungen wieder zum Anstieg gebracht werden muss.

Passive Immunisierung
(= Zufuhr von fremden Antikörpern)

Eine andere Möglichkeit des Schutzes vor Infektionskrankheiten ist die Zufuhr „fertiger" Antikörper, die aus dem Blut anderer Katzen oder Tiere gewonnen werden. Man bezeichnet diese Art der Impfung als passive Immunisierung, den hierbei verwendeten „Impfstoff" als **Serum**. Solche Seren existieren gegen Katzenschnupfen und Katzenseuche (Feliserin, Serocat). Sie haben den Vorteil, dass die in ihnen enthaltenen Antikörper sofort nach der Injektion zur Verfügung stehen. Ihr Einsatz ist dann sinnvoll, wenn die Krankheit bereits ausgebrochen ist oder damit gerechnet werden muss.

Der Nachteil einer solchen passiven Immunisierung ist jedoch, dass ihr Schutz nicht lange anhält (maximal zwei Monate), da die fremden Antikörper allmählich abgebaut werden. Daher muss nach der passiven Impfung eine aktive Immunisierung erfolgen.

Schutz der Welpen durch mütterliche Antikörper

Jungkatzen sind für die ersten Wochen ihres Lebens auf natürliche Weise mit einer Art passiver Impfung versehen, da sie von ihrer Mutter mit der Muttermilch Antikörper erhalten. Der Antikörpergehalt der Milch fällt aber bereits in den ersten Tagen nach der Geburt stark ab, so dass dieser Schutz in den ersten Lebenswochen allmählich nachlässt. Ab der 6. Woche kann die eigene Antikörperbildung des Welpen durch eine Impfung angekurbelt werden. Aktive Impfungen vor der 6. Woche sind wirkungslos, da sie durch die mütterlichen Antikörper „neutralisiert" würden. Alle erstmaligen Impfungen vor dem 3. Lebensmonat müssen daher auch nochmals wiederholt werden, da bis dahin die Schutzwirkung der mütterlichen Antikörper die Ausbildung eines wirksamen Titers möglicherweise verhindert hat.

Allgemeines zu den Schutzimpfungen

Gegen folgende Infektionskrankheiten können Katzen geimpft werden:
- Katzenseuche (Panleukopenie)
- Katzenschnupfen
- Leukose
- FIP (Feline infektiöse Peritonitis)
- Tollwut

Empfehlenswerte Schutzimpfungen für reine Wohnungskatzen
- Katzenseuche
- Katzenschnupfen

Die Katzenseuche kann auch mit Gegenständen übertragen werden, Katzenschnupfen tritt auch bei reinen Wohnungstieren auf.

Empfehlenswerte Schutzimpfungen für Freigänger
- Katzenseuche
- Katzenschnupfen
- Tollwut
- Leukose
- (FIP)

Für frei laufende Katzen sollte die Tollwutimpfung obligatorisch sein, da die Tollwut auch eine beträchtliche Gefahr für den Menschen darstellt. Außerdem ist für junge Katzen mit Freilauf oder Kontakt zu Freigängern die Leukose-Impfung ratsam, die Impfung gegen FIP generell hingegen nicht. Sie kann eher im individuellen Fall angeraten sein.

Die untenstehende Tabelle gibt eine Übersicht, ab welchem Alter die Schutzimpfungen möglich sind. Für fast alle Impfungen werden jährliche Auffrischungen als notwendig erachtet, letztlich können hier im Einzelfall auch Ausnahmen gemacht werden. Der Tierarzt kann hier Hilfestellung mit einer eingehenden Beratung geben.

Impfreaktionen
- Fieber
- Mattigkeit
- Schwellung und Schmerz an der Impfstelle

Eine Impfung fordert den Körper jedes Mal zu einer Reaktion heraus, die nicht immer äußerlich unauffällig bleiben muss. So können nach einer Impfung Allgemeinstörungen wie Abgeschlagenheit, Fress-Unlust und sogar Fieber sowie lokale Störungen wie Schmerz oder Schwellung an der Injektionsstelle auftreten.

An der Injektionsstelle können nach einiger Zeit eventuell auch kleine Knoten unter der Haut entstehen, die nach wenigen Wochen wieder verschwunden sein sollten.

Übersicht über alle Katzenimpfungen

Krankheit	Impfung möglich ab dem Alter von	Grundimmunisierung
Katzenseuche	6 Wochen	2 x im Abstand von 2 bis 4 Wochen
Katzenschnupfen	6 Wochen	2 x im Abstand von 2 bis 4 Wochen
Leukose	9 Wochen	2 x im Abstand von 3 Wochen
FIP	16 Wochen	2 x im Abstand von 3 Wochen
Tollwut	12 Wochen	einmalig

▶ Fruchtbarkeitskontrolle

Jeder Katzenbesitzer wird mit Beginn der Geschlechtsreife seiner Katze mit Verhaltensänderungen derselben konfrontiert.

Die **Kater** beginnen, ihr Revier durch Duftmarken zu kennzeichnen. Sie bespritzen besonders markante Punkte wie Bäume oder Hausecken mit Urin. Nur in der Wohnung gehaltene Kater verteilen ihre Markierungen entsprechend in den einzelnen Räumen, außerhalb des Katzenklos. Frei laufende Kater machen sich darüber hinaus auf die Suche nach einer rolligen Katzendame. Sie legen dabei teilweise weite Strecken zurück und sind tagelang unterwegs. Die Gefahr, dass sie bei dieser Suche Opfer eines Autounfalls werden, ist groß. Mit anderen Katern fechten sie Kämpfe um ihr Revier oder um die begehrte Katzendame aus, bei denen sie häufig schlimme Bisswunden davontragen. Die **Kastration** unterbindet das typische männliche Geschlechtsverhalten weitgehend – Revierkämpfe kommen allerdings auch unter kastrierten Tieren noch vor. Bei nur in der Wohnung gehaltenen Tieren ermöglicht die Kastration ein Zusammenleben ohne ständige Geruchsbelästigung, bei Katern mit Freigang verlängert die Kastration unter Umständen die Lebenserwartung. Der Zeitpunkt für die Kastration ist spätestens mit den ersten gesetzten Markierungen gekommen, d.h. normalerweise im Alter zwischen sieben und neun Monaten. Bei dem in Vollnarkose durchgeführten Eingriff werden beide Hoden entfernt. Prinzipiell möglich ist auch eine Unterbrechung der Samenleiter (**Sterilisation**). Sie führt aber nur zur Unfruchtbarkeit und nicht zur Dämpfung des männlichen Sexualverhaltens inklusive Harnspritzen.

Eine weibliche Katze wird im Alter von sechs bis neun Monaten zum ersten Mal rollig. Mehrere Tage lang ist sie unruhig, frisst schlecht und schreit viel. Sie ist besonders liebebedürftig und lässt sich gerne am Rücken streicheln. Im Frühjahr und Herbst tritt die Rolligkeit regelmäßig alle drei Wochen auf. Katzen, die die Gelegenheit haben, mit einem Kater zusammenzutreffen, können bis zu dreimal im Jahr ein bis sechs (oder mehr!) Junge bekommen. Den wenigsten Katzenbesitzern wird es gelingen, so viel Nachwuchs gut unterzubringen. Deshalb ist bei Katzen mit Freigang rechtzeitige Empfängnisverhütung angesagt: Entweder man verabreicht seiner Katze die „Pille", oder man lässt sie kastrieren. Die „Pille" ist ein Hormonpräparat, das die Rolligkeit unterdrückt und wöchentlich einmal verabreicht werden muss. Sie hat keine irreversiblen Auswirkungen wie die Kastration, d.h. die Katze kann noch Nachwuchs haben, wenn man das Präparat absetzt. Eine längerfristige Verabreichung über mehrere Jahre erhöht allerdings das Risiko von Eierstocksveränderungen, Gebärmuttererkrankungen und Gesäugetumoren und ist daher nicht empfehlenswert.

Bei der Kastration einer weiblichen Katze werden durch einen kleinen Schnitt in die Bauchhöhle die Eierstöcke entfernt. Der Eingriff wird fälschlicherweise oft auch als Sterilisation bezeichnet. Sterilisation bedeutet jedoch lediglich eine Unterbrechung des Eileiters, so dass keine Eizelle mehr in die Gebärmutter transportiert werden kann. Diese beim Menschen übliche Operation, bei der die Eierstöcke erhalten bleiben, führt bei Katzen zu Zystenbildung und Dauerrolligkeit und ist daher unüblich. Die Gebärmutter kann, muss aber nicht mit entfernt werden; ohne den Einfluss der Eierstockshormone verkümmert sie. Die Fäden, mit denen der Hautschnitt vernäht wird, müssen gegebenenfalls nach 10 bis 14 Tagen gezogen werden.

> Unterschied zwischen Kastration und Sterilisation: Kastration ist die Entfernung der Keimdrüsen, Sterilisation ist die Unterbrechung des Samen- oder Eileiters bei Erhalt der Keimdrüsen.

Hinweise zum Umgang mit kranken Katzen

▶ Fiebermessen

Eine wichtige Maßnahme, die jeder Katzenbesitzer bei seiner Katze versuchen sollte, ist das Fiebermessen (s. Seite 7). Dafür nimmt man am besten ein digitales Fieberthermometer (es ist dünner und misst schneller als ein herkömmliches), das speziell für die Katze reserviert wird. Es wird leicht mit Vaseline, Öl o.Ä. eingefettet und in den After der Katze eingeführt. Bei ruhigen Katzen (kranke Katzen sind oft ruhig!) ist dies sogar ohne Hilfe möglich. Bei lebhafteren Tieren ist es von Vorteil, wenn eine Hilfsperson die Katze festhält.

▶ Medikamenteneingabe

Im Rahmen einer tierärztlichen Behandlung wird es vielfach nötig sein, der Katze zuhause weitere Medikamente einzugeben. Bei flüssigen Zubereitungen, Tropfen o.Ä., ist dies relativ einfach: Sie werden entweder direkt aus der Tropfflasche seitlich ins Maul eingegeben, oder die entsprechende Medikamentendosis wird in eine Einmalspritze umgefüllt und mit deren Hilfe ins Maul gespritzt. Einmalspritzen leisten auch gute Dienste, wenn man einer kranken Katze Wasser oder flüssige Nahrung einflößen will. Manche Tabletten können ebenfalls auf diese Weise verabreicht werden, nachdem sie zuvor in wenig Wasser aufgelöst wurden.

Ansonsten ist es ratsam, zum Eingeben von Pillen oder Tabletten zu zweit zu sein. Während eine Person ein Ausweichen der Katze nach hinten verhindert und den Fang öffnet, platziert die andere Person die Tablette möglichst weit hinten auf der Zunge. Anschließend hält man unter sanfter Massage der Kehle das Maul so lange geschlossen, bis die Katze abgeschluckt hat.

Tabletten und auch andere Medikamente sollten nicht einfach unter das Futter gemischt werden, weil die meisten Katzen als „Feinschmecker" dies wahrnehmen und das Futter dann meiden. Manchmal gelingt es allerdings, die Tabletten als „Leckerchen" zu tarnen. Geeignet und beliebt als Versteck von Tabletten ist beispielsweise das Einwickeln in Kochschinken, das Ummanteln mit Leberwurst oder das Versenken in Fleisch- oder Käsestücken.

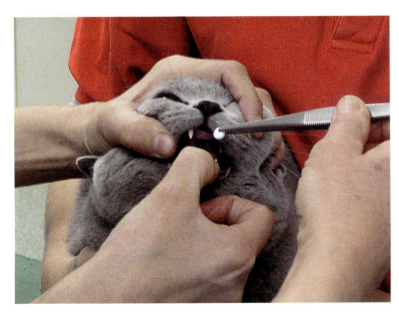

Tabletteneingabe ins Maul.

❱ Schutz der Operationswunde

Erfahrungsgemäß stellt nach einer Operation bei Katzen für den Besitzer das größte Problem der „Nachsorge" dar, die Katze am Belecken der Wunde zu hindern. Die Mehrzahl der Katzen ist zwar vernünftiger als Hunde und lässt die Wunde in Ruhe, aber wenn nicht, stört das Belecken den zügigen Verlauf der Wundheilung. Im schlimmsten Fall entfernt die Katze die Fäden selbst und die Wunde klafft auf. Dann ist meist eine erneute Narkose und Wundversorgung erforderlich.

Den besten Schutz vor solchen Komplikationen bietet der **Halskragen**, der in verschiedenen Größen vom Tierarzt direkt nach der Operation mitgegeben wird. Der Halskragen wird zunächst von allen Katzen als sehr störend empfunden, in der Regel lernen sie aber nach kurzer Zeit damit zurechtzukommen. Verbände können bei vielen Wunden – wie beispielsweise am Bauch – nur schlecht angebracht werden und behindern die Katze dann auch mehr als der Halskragen. Außerdem entledigen sich viele Katzen ihres Verbandes mit Hilfe ihrer Zähne ganz schnell.

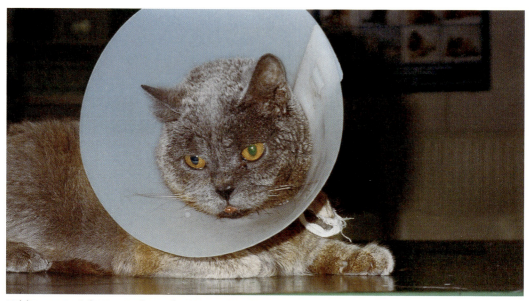

Halskragen zum Schutz vor Lecken und Kratzen an Wunden.

Notfallmaßnahmen

Findet man eine verletzte oder bewusstlose Katze, gibt es einige Dinge, die man bereits durchführen sollte, bevor man den Tierarzt informiert:

- Herzschlag messen (120 bis 140 Schläge/min),
- Atmung prüfen (20 bis 30 Züge/min).

Zunächst sollte man die Katze aus der Gefahrenzone (Straße!) bringen. Ob das **Herz** noch schlägt, kann man an der linken Brustkorbseite fühlen. **Atemzüge** sieht man am Heben und Senken des Brustkorbes.

▌ Künstliche Beatmung

Sie kann bei Atemstillstand bei erhaltener Herztätigkeit lebensrettend sein. Hierzu komprimiert man im Abstand von etwa 5 Sekunden den Brustkorb, am besten mit beiden Händen. Mund-zu-Maul-Beatmung ist eine andere Möglichkeit, wenn beispielsweise äußerliche Verletzungen im Brustbereich erkennbar sind.

▌ Transport zum Tierarzt

Die Katze sollte möglichst ausgestreckt auf der rechten Seite liegend zum Tierarzt transportiert werden. Der Kopf sollte dabei immer tiefer als der Körper gelagert werden, damit Blut oder Erbrochenes aus dem Maul abfließen kann. Indem man das Maul öffnet, Schleim, Blut, usw. daraus entfernt und die Zunge leicht vorzieht, hält man die Atemwege frei. Eine verletzte Katze sollte möglichst warm gehalten werden, z.B. durch eine Decke.

▌ Blutungen

Stark blutende Wunden an den Gliedmaßen oder am Schwanz müssen unverzüglich oberhalb der Verletzung abgebunden werden, um größere Blutverluste zu vermeiden. Tiefe, stark blutende Wunden am übrigen Körper sollten mit einem Druckverband versorgt werden. Ein Handtuch, während des Transports fest auf die Wunde gepresst, genügt bereits.

▌ Verbrennungen

Hier leistet man erste Hilfe durch sofortiges Abwaschen mit kaltem Wasser und anschließendes Kühlen mit Eiswürfeln.

▌ Vergiftungen

Die Katze sollte möglichst schnell zum Tierarzt gebracht werden, zusammen mit – wenn bekannt – dem aufgenommenen Gift oder der Verpackung mit der genauen Bezeichnung. Auf keinen Fall sollte der Katze zuvor etwas als „Gegengift" (Milch, Abführmittel) eingeflößt werden.

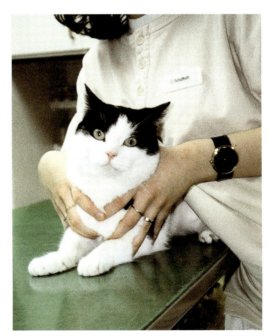

Nacken-Brust-Griff zur Fixation.

Checkliste für den Tierarztbesuch

Für den Routinebesuch, beispielsweise anlässlich einer Impfung, kann es hilfreich sein, sich vorher Fragen zu notieren, die man dem Tierarzt stellen wollte, weil im „Eifer des Gefechts" schnell etwas vergessen wird.

Im Krankheitsfall vereinfachen genaue Informationen des Besitzers die Diagnosestellung. Vor dem Tierarztbesuch sollte man sich deshalb Antworten auf folgende Fragen überlegen und auch notieren:

1. Verhalten:
- Seit wann wurde eine Veränderung bemerkt bzw. wie lange besteht sie bereits (wenn länger, ungefähr wie lange)?
- Inwiefern ist das Verhalten verändert (ruhig, apathisch, nervös, aggressiv ...)?
- Sind Störungen im Bewegungsablauf zu erkennen (Humpeln, Kopf schief halten, Beine nachziehen ...)?

2. Appetit:
- Ist der Appetit unverändert, vermindert oder gesteigert?
- Besteht überhaupt noch Futteraufnahme, und wenn ja, wann war die letzte?
- Wie wird das Futter aufgenommen (ungern, vorsichtig, mit Widerwillen ...)?
- Besteht überhaupt Interesse an Futter? Wenn ja, an welchem?

3. Durst:
Siehe Appetit.

4. Kotabsatz: (eventuell nur bei Wohnungskatzen möglich)
- Wann war der letzte Kotabsatz?
- Bestanden dabei Schwierigkeiten?
- Häufigkeit des Kotabsatzes?
- Beschaffenheit des Kotes?
- Schleimbeimengungen, Blutbeimengungen?
- Sind Würmer im Kot zu erkennen?

Wichtig: Bei veränderter Beschaffenheit des Kotes möglichst eine frische Kotprobe zum Tierarzt mitnehmen!

5. Harnabsatz:
- Wann war der letzte Harnabsatz?
- Wie oft wird die Katzentoilette aufgesucht?
- Ist die Urinmenge erhöht oder vermindert?
- Wie sieht der Urin aus?

Wichtig: Bei Veränderungen des Harnabsatzes (wenn möglich – oft sehr schwierig!) Urin in einem sauberen Gefäß auffangen und mit zum Tierarzt nehmen oder mit einer Spritze zumindest Tröpfchen vom Boden aufziehen (Probe kühl und möglichst nicht länger als 3 Stunden lagern!).

6. Erbrechen:
- Wann hat die Katze zum ersten, wann zum letzten Mal erbrochen?
- Wie oft erbricht die Katze?
- Erbricht sie unmittelbar nach dem Fressen oder erst Stunden später oder unabhängig vom Fressen?
- Nimmt sie trotz des Erbrechens noch Futter auf?
- Wie sieht das Erbrochene aus (verdautes/unverdautes Futter, Schleim, Galle, Blut ...)?
- Sind Haare im Erbrochenen enthalten?

7. Allgemein:
- Welche anderen Krankheitssymptome fallen auf (Husten, Niesen, Würgen, Speicheln ...)?
- War die Katze in letzter Zeit verreist (Katzenpension, Tierheim, Urlaub ...)?
- Sonstige Veränderungen in der Umgebung der Katze (neue Katze/anderes Tier hinzugekommen, Familienzuwachs, Umzug ...)?

Infektionskrankheiten

Unter einer **Infektion** (lat. *inficere* = hineinbringen) versteht man das Eindringen und die anschließende Vermehrung von Krankheitserregern in einem Organismus. Die Folge sind so genannte „Infektionskrankheiten".

Tiere gleicher Art, zum Teil aber auch andere Tierarten und Menschen können sich anstecken („infizieren"), und zwar überwiegend durch direkten Kontakt mit einem erkrankten Individuum, aber auch indirekt über Gegenstände, die mit ihm in Berührung waren. Die Erreger dringen bevorzugt über die Schleimhäute, z.B. im Nasen-Rachen-Raum, oder auch über die Haut in den Körper ein. Manche Erreger werden durch Insekten (Flöhe, Mücken) übertragen.

Die Zeit vom Eindringen des Erregers bis zum Auftreten der ersten Krankheitsanzeichen heißt **Inkubationszeit**. Sie variiert je nach Erkrankung zwischen wenigen Stunden bis zu mehreren Jahren.

Die Infektion kann lokal begrenzt bleiben, wie z.B. bei einer reinen Bindehautentzündung oder einer Ohrenentzündung, vielfach wird sie sich jedoch allgemein ausbreiten und den ganzen Körper mit einbeziehen. **Fieber** ist eine typische Reaktion auf eine Allgemeininfektion.

In ihrer Vermehrungsphase werden die Erreger mit allen Körpersekreten ausgeschieden und mit Speichel, Urin und Kot an andere Tiere weitergegeben.

Erreger von Infektionskrankheiten können sein:
- Viren
- Bakterien
- Pilze
- Parasiten

▶ Virusinfektionen

Viren sind kleinste Erreger, die sich nur in lebenden Zellen vermehren können. Sie bestehen praktisch nur aus genetischem Material mit und ohne Hülle. Nach dem Eindringen in die Zellen ihres Wirtes benutzen sie diese zu ihrer Vermehrung, wobei die Zellen meist zu Grunde gehen. Ihre Bekämpfung ist schwierig, da es bislang nur wenige antiviral wirksame Medikamente gibt. Daher ist Prophylaxe in Form von Impfungen notwendig.

Katzenschnupfen

Leitsymptome
→ häufiges Niesen
→ Nasenausfluss
→ Augenausfluss

Allgemeines: Beim „Katzenschnupfen" handelt es sich um eine Entzündung der Schleimhäute des Kopfes (Nase, Mund, Augen), die sich entlang der Atemwege bis zur Lunge hin ausdehnen kann. Hervorgerufen wird er in erster Linie durch verschiedene Viren, vor allem Herpes- und Calici-Viren, aber auch einige Bakterienarten können daran beteiligt sein.

Die Erreger werden durch Niesen, Husten und mit dem Speichel weiterverbreitet und so von Katze zu Katze übertragen. Deshalb besteht in größeren Katzenbeständen (Tierheimen, Katzenpensionen) eine besonders hohe Ansteckungsgefahr. Die Zeit von der Ansteckung bis zum Ausbruch der Erkrankung beträgt wenige Tage.

Symptome: Erste charakteristische Anzeichen sind häufiges Niesen und vermehrter Nasen- und Augenausfluss, der mit Fieber und Appetitlosigkeit einhergehen kann. Während in leichten Fällen die genannten Symptome in wenigen Tagen verschwinden, dauern sie in schweren Fällen mehrere Wochen an.

Augen und Nase sind dann durch eitrigen Ausfluss stark verklebt, die Atembehinderung wird durch Schniefen und Röcheln hörbar. Die Entzündung der Lidbindehäute kann auf die Hornhäute der Augen übergreifen, wo sich richtige Geschwüre entwickeln können. Schmerzhafte Entzündungen der Mundschleimhaut sowie das Unvermögen, das Futter zu riechen, veranlassen die Katzen dazu, die Futteraufnahme einzustellen.

Der Verlauf hängt letztendlich vom Alter und Allgemeinzustand des Patienten ab: Ältere Katzen überstehen den Schnupfen meist schneller als Jungtiere oder Katzen mit geschwächtem Abwehrsystem (z.B. durch Wurm- oder Flohbefall), bei denen er sogar zum Tode führen kann.

Im weiteren Verlauf können am Auge Hornhautnarben zurückbleiben, die das Sehvermögen beeinträchtigen. Veränderungen an den Nasenmuscheln und Nasennebenhöhlen bilden die Grundlage des **chronischen Katzenschnupfens**, der in Form einer therapieresistenten Nasennebenhöhlenentzündung (Sinusitis) die Katze lebenslang belasten kann.

Behandlung: Die Verabreichung von Antibiotika ist zur Vermeidung zusätzlicher bakterieller Infektionen notwendig. Daneben spielen pflegende Maßnahmen des Besitzers eine wichtige Rolle. Augen und Nase sollten mehrfach täglich gereinigt werden, bevor antibiotische und/oder Schleimhaut abschwellende Tropfen dort eingebracht werden. Nahrung und Flüssigkeit sollten häufig angeboten bzw. sogar eingeflößt werden, sofern die Futteraufnahme verweigert wird. Dafür eignen sich energiereiche Pasten, z.B. Nutrical (Albrecht) oder ad-Diät (Hills), die durch ihre halbflüssige Form auch sehr gut mit Einmalspritzen ins Maul eingegeben werden können und schon in geringen Mengen zur Deckung des Kalorienbedarfs ausreichen.

Vom Tierarzt können Immunseren (Serocat, Feliserin) und „Immuninducer" (z.B. Zylexis), d.h. Mittel, die die körpereigene Abwehr der Katze anregen, eingesetzt werden. Mittlerweile steht auch ein Interferon-Präparat (Virbagen-Omega®), das gegen Viren gerichtet ist, für Katzen zur Verfügung.

Vorbeugung: Es empfiehlt sich für alle Katzen die Schutzimpfung im jährlichen Abstand.

Einschränkend muss hier erwähnt werden, dass die Impfung keinen hundertprozentigen Schutz bietet:

– Von der Vielzahl der möglichen Schnupfenerreger richtet sich der Impfstoff nur gegen die wichtigsten – und je nach Impfstoff gegen unterschiedliche. Die Grippeimpfung des Menschen verhindert ja auch nicht jede Erkältung, sondern nur die gefährlichsten Formen.
– Außerdem besitzen Schnupfenviren in hohem Maße die Fähigkeit zur genetischen Veränderung (Mutation), mit der es ihnen immer wieder gelingt, dem Immunsystem eines geimpften Tieres zu entkommen, da es für die neue Variante des Virus noch keine passenden Antikörper besitzt.

Influenza-A-Virusinfektion

Eine Infektion mit dem Vogelgrippe-Virus (Influenza-A-Virus) sieht vom Krankheitsbild dem klassischen Katzenschnupfen sehr ähnlich. In jüngster Zeit wurde dieses Virus vereinzelt auch bei Katzen in Deutschland festgestellt, die sich offenbar von betroffenen und verendeten Zugvögeln ernährt hatten. Beim speziellen Verdacht wird der Tierarzt Proben an ein Veterinärmedizinisches Labor einsenden, um die Diagnose zu sichern. Da die Übertragung dieser Infektion von Vögeln auf den Menschen möglich ist und derzeit eine Übertragung durch infizierte Katzen nicht gänzlich ausgeschlossen werden kann, wird in Gebieten, in denen Vogelgrippe-Fälle bei Vögeln aufgetreten sind, der Freigang für Katzen veterinärpolizeilich verboten.

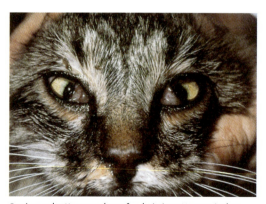

Beginnender Katzenschnupfen bei einer Norwegischen Waldkatze.

Katzenseuche (Parvovirose)

Leitsymptome
→ Erbrechen
→ Durchfall

Allgemeines: Die Katzenseuche oder auch Panleukopenie ist eine höchst ansteckende Erkrankung, die durch ein sehr kleines Virus, ein Parvovirus, ausgelöst wird, das wiederum mit dem Erreger der Parvovirose oder „Katzenseuche" des Hundes verwandt ist. Eine Übertragung vom Hund auf die Katze oder umgekehrt ist jedoch nicht möglich.

Da sich Parvoviren durch eine hohe Widerstandskraft gegenüber Umwelteinflüssen wie Kälte oder sogar Fäulnis auszeichnen und sich in einer verseuchten Umgebung, besonders in geschlossenen Räumen, monatelang halten können, besteht neben der direkten Ansteckungsgefahr auch eine indirekte über Gegenstände wie Futternäpfe, Transportboxen, Kleidung und andere Gegenstände, die mit infizierten Katzen in Kontakt waren.

Symptome: Nach einer Inkubationszeit von 4 bis 6 Tagen treten Mattigkeit, Futterverweigerung, Erbrechen und hohes Fieber (40 °C bis 41 °C) auf, die Katzenseuche kann besonders bei Jungtieren binnen 12 bis 36 Stunden zum Tod führen. Zum anfänglichen Erbrechen kommt Durchfall hinzu. Beides zusammen verursacht starken Flüssigkeitsverlust und Austrocknung.

Eine Genesung ist bei intensiver Behandlung möglich, aber abhängig vom Alter und Allgemeinzustand der Katze.

Diagnose: Durch Schnelltests im Kot sowie Blutuntersuchungen.

Behandlung: Der Flüssigkeitsverlust wird durch intravenöse Infusionen von Elektrolytlösungen durch den Tierarzt ausgeglichen. Parallel dazu erhält die Katze Antibiotika, um bakterielle Infektionen zu verhindern. Auch stehen Hochimmunseren (Feliserin®, Serocat®) zur Verfügung. Deren Anwendung kann im Anfangsstadium hilfreich sein, genauso wie der Einsatz des Interferon-Präparates Virbagen-Omega®.

Vorbeugung: Wegen des Übertragungsweges des Erregers ist die Impfung für alle Katzen sinnvoll. Sie wird je nach Impfstoff im Abstand von ein oder zwei Jahren aufgefrischt.

Leukose

Leitsymptome
→ vielfältig: Anämie (blasse Schleimhäute), häufige Infektionen, Parasitenbefall

Allgemeines: Der Erreger ist ein Virus (FeLV = Felines Leukose-Virus), das zwar zur selben Gruppe von Viren zählt wie das humane Immunschwäche-Virus (HIV), der AIDS-Erreger, aber nicht auf den Menschen übertragbar ist. Dieser Verwandtschaft entsprechend ähnelt die Leukose der Katze in ihrer Symptomatik teilweise dem erworbenen Immundefizienssyndrom (AIDS = Aquired Immune Deliciency Syndrome) des Menschen.

Das so genannte „Katzen-AIDS" (siehe Seite 47) wird allerdings durch ein anderes Virus (FIV = Felines Immundefizienz-Virus) hervorgerufen, das ebenfalls mit dem HIV verwandt ist.

Die Ansteckung erfolgt über direkten engen Kontakt beim friedlichen Zusammenleben, durch gegenseitiges Lecken, Putzen, gemeinsames Benutzen einer Katzentoilette, aber auch bei kämpferischen Auseinandersetzungen durch Bisse.

Die Ansteckung wird meist vom Besitzer nicht wahrgenommen, da sie zunächst nur zu einer leichten Erhöhung der Körpertemperatur führt. Die Mehrzahl der infizierten Katzen bildet in der Folge genügend Abwehrstoffe gegen das Virus und eliminiert es aus dem Körper. Lediglich 2 bis 6 % der einmal infizierten Katzen gelingt dies jedoch nicht. Sie bleiben Virusträger, scheiden es mit sämtlichen Körperflüssigkeiten aus und infizieren damit andere Katzen.

Symptome: Sie treten meist erst 1 bis 2 Jahre nach der Ansteckung auf und sind sehr vielfältig in ihrem Erscheinungsbild. Sie beruhen auf der Vorliebe des Leukosevirus, Blutzellen und ihre Vorstufen zu befallen.

Sind bereits die Vorstufen, die im Knochenmark gebildet werden, betroffen, werden nicht mehr genügend rote Blutkörperchen ins Blut nachgeliefert. Der Mangel an roten Blutkörperchen (Anämie, siehe Seite 86) macht sich in einer allgemeinen Schwäche und Müdigkeit bemerkbar. Die Schleimhäute im Mund und am Auge erscheinen dann blass, fast weiß.

Werden dagegen die weißen Blutzellen geschädigt und zerstört, können sie ihre Aufgabe, andere Infektionen abzuwehren, nicht mehr erfüllen. Es entsteht das Bild der Immunschwäche, d.h. die Katze erkrankt häufiger und schwerer an anderen Infektionen, wie z.B. an Schnupfen, Abszessen, Ohren- und Zahnfleischentzündungen, und leidet oft unter starkem Floh- und Wurmbefall.

Anstatt die weißen Blutzellen zu schädigen, vermag das Virus auch, sie zu vermehrtem Wachstum anzuregen, mit der Folge, dass Tumore in inneren Organen (Leber, Niere, Milz) oder auch in der Haut oder in den Lymphknoten entstehen. Tumore bei jungen Katzen sind sehr häufig leukosebedingt.

Die Krankheit endet letztendlich immer tödlich.

Diagnose: Leukose-Schnelltest im Blut. Während bei einer kranken Katze ein positives Testergebnis das Vorliegen einer Leukose beweist, zeigt es bei einer klinisch gesunden Katze nur an, dass sie sich gerade mit dem Virus auseinandersetzt. In diesem Fall muss der Test frühestens nach vier Wochen wiederholt werden. Natürlich sollte die Katze auf Grund der Ansteckungsgefahr in der Zwischenzeit von anderen Katzen getrennt gehalten werden.

Behandlung: Eine bereits erkrankte Katze kann symptomatisch behandelt werden. Das bedeutet, dass die durch die Abwehrschwäche aufgetretenen Folgeerkrankungen bekämpft werden können, z.B. mit Antibiotika. Tumore können mit Chemotherapeutika und Cortison im Wachstum gebremst, bisweilen sogar zum Verschwinden gebracht werden.

Mit symptomatischer Behandlung können infizierte Katzen teilweise Jahre überleben.

Je nach Schwere des Krankheitsbildes ist manchmal die Euthanasie (schmerzlose und angstfreie Tötung) einer Behandlung vorzuziehen, um der Katze weiteres Leiden zu ersparen.

Vorbeugung: Katzen mit Freigang und solche, die mit anderen Katzen in Kontakt kommen, z.B. auf Ausstellungen oder in Katzenpensionen, sollten mindestens während der ersten fünf Lebensjahre geimpft werden. Die Grundimmunisierung erfolgt unabhängig vom Alter der Katze zweimal im Abstand von 2 bis 4 Wochen, und die Impfung sollte dann in jährlichem Abstand wiederholt werden.

In manchen Tierarztpraxen wird vor der ersten Impfung ein Leukosetest durchgeführt, um den Nutzen der Impfung sicherzustellen, denn eine bereits mit Leukose infizierte Katze zu impfen ist zwar nicht schädlich, aber nutzlos.

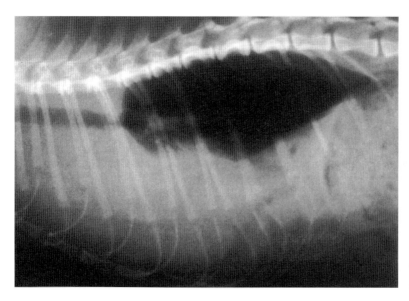

Tumor in der Brusthöhle (Thymus-Leukose).

Katzen-AIDS (FIV)

Leitsymptome
→ unspezifisch: Fieber, Gewichtsabnahme, Appe titverlust, Zahnfleisch- und Maulhöhlenentzündungen

Allgemeines: Diese Erkrankung zeigt das bereits bei der Leukose beschriebene Bild einer allgemeinen Immunschwäche mit dem Unterschied, dass ein anderes Virus für sie verantwortlich ist. Dieses erst seit 1986 bekannte Virus wird als **FIV** = Felines Immundefizienz-Virus bezeichnet und ist ebenfalls eng verwandt mit dem HIV-Virus, weshalb sich für diese Erkrankung der Begriff „Katzen-AIDS" eingebürgert hat. Auch hier ist anzumerken, dass trotz der relativ engen Verwandtschaft der drei Viren (Leukosevirus, FIV und HIV) bislang keine Übertragung von Mensch auf Katze oder umgekehrt bewiesen ist.

Unter Katzen wird das FIV-Virus nur durch direkten Kontakt übertragen und zwar vorrangig durch Bisse. Daher sind unkastrierte Kater, die sich häufiger Revierkämpfen unterziehen, wesentlich gefährdeter als weibliche oder kastrierte Tiere.
Symptome: Appetit- und Gewichtsverlust, Fieber, chronische Zahnfleisch- und Maulhöhlenentzündungen, chronische Bronchitiden und Lungenentzündungen, Hautinfektionen, häufige Abszesse.
Diagnose: Wie bei Leukose durch einen Schnelltest im Blut.

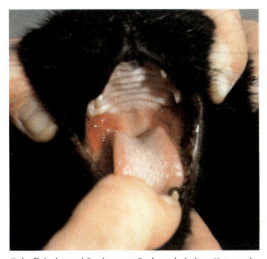

Zahnfleisch- und Rachenentzündung bei einer Katze mit FIV-Infektion.

Behandlung: Mittlerweile hat sich gezeigt, dass infizierte Tiere durchaus lange mit der Infektion leben und sogar alt werden können, sofern sie notwendige symptomatische Behandlungen erhalten und ein möglichst stressfreies Leben führen. Freigang sollte ihnen wegen der Ansteckungsgefahr für andere Katzen nicht gewährt werden.
Vorbeugung: Eine Impfung existiert bislang nicht. Die Kastration der Kater vermindert das Infektionsrisiko und somit die weitere Ausbreitung.

Infektiöse Bauchfellentzündung (FIP)

Leitsymptom
→ deutliche Umfangsvermehrung des Bauches

Allgemeines: Eine Entzündung des Bauchfells heißt auch Peritonitis, woher sich die gebräuchliche Abkürzung ableitet: FIP = Feline Infektiöse Peritonitis = ansteckende Bauchfellentzündung der Katze. Das hierfür verantwortliche Virus ist zwar bekannt, wie es genau die krankhaften Veränderungen hervorruft, ist aber noch nicht ganz geklärt.

Betroffen sind meist Katzen im Alter zwischen 5 Monaten und 4 Jahren, wobei zwischen der Ansteckung und dem Ausbruch der Erkrankung Monate bis Jahre vergehen können.
Symptome: Die Infektion äußert sich zunächst durch Fieber zwischen 39 °C und 41 °C, das in Intervallen auftritt und Mattigkeit und Fressunlust nach sich zieht. Im weiteren Verlauf, der sich über mehrere Wochen hinziehen kann, kommt es durch die Bauchfellentzündung zu einer Flüssigkeitsansammlung in der Bauchhöhle, die äußerlich als deutliche Umfangsvermehrung des Bauches sichtbar wird. Besonders auffällig wird diese Umfangsvermehrung durch die gleichzeitige Abmagerung des restlichen Körpers.

Außer in der Bauchhöhle kann die Entzündung auch in der Brusthöhle auftreten. Die Flüssigkeitsansammlung dort führt zu Schwierigkeiten bei der Atmung.

In manchen Fällen der FIP kommt es allerdings nicht zu den typischen Ergüssen in die Körperhöhlen. Bei dieser so genannten „trockenen" Form der FIP besteht lediglich eine Entzündung der serösen Auskleidung, d.h. des Bauch- oder Brustfells.

Vor oder gleichzeitig mit den genannten Symptomen können auch Augenveränderungen auftreten.
Diagnose: Wenn Flüssigkeit aus der Bauchhöhle durch Punktion gewonnen werden kann, zeigt sie

ein typisches gelbliches Aussehen und eine fadenziehende Konsistenz.

Eine sichere Diagnose über Blutwerte ist derzeit noch nicht möglich. Antikörper-Titerbestimmungen für FIP können lediglich bei erkrankten Katzen zur Diagnose mit herangezogen werden. Bei gesunden Tieren haben sie wenig bis gar keine Aussagekraft darüber, ob die Katze an FIP erkranken wird oder nicht.

Behandlung: Eine Behandlung ist nicht möglich, es kann nur die Euthanasie angeraten werden.

Vorbeugung: Seit November 1993 ist ein **Impfstoff** gegen FIP in Deutschland zugelassen. Der Impfstoff (Primucell FIP) wird nicht injiziert, sondern in die Nase eingeträufelt. Dies muss bei einer erstmaligen Impfung nach drei Wochen wiederholt werden. Der Impfschutz hält dann ein Jahr an. Die Impfung ist angeraten in Beständen, in denen FIP häufiger vorkommt.

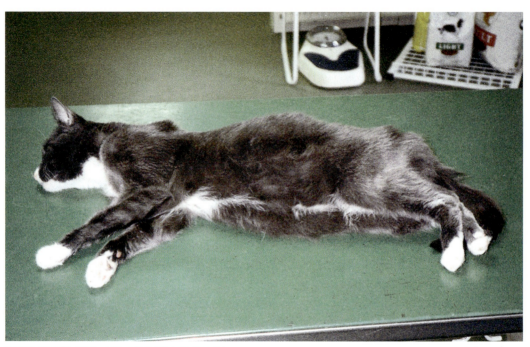

An FIP erkrankte Katze mit aufgetriebenem Bauch.

Tollwut

Leitsymptom
→ auffällige Verhaltensänderungen

Allgemeines: Von den viralen Infektionen der Katzen ist die Tollwut neben der Influenza A eine der wenigen, die auch für den Menschen gefährlich ist. Das Reservoir für das Tollwutvirus sind Wildtiere, bevorzugt Füchse, die mit ihrem Speichel meist durch Bisse Haustiere infizieren.

Voraussetzungen für die Ansteckung sind zumindest kleine Verletzungen der Haut, durch die das Virus überhaupt erst in den Körper eindringen kann. Von dort gelangt es über die Nervenbahnen zu seinem Ziel, dem Gehirn, wo es sich vermehrt. Mit seiner Vermehrung setzt es eine Entzündung im Gehirn in Gang, die die Ursache der auffälligen Verhaltensänderungen ist. Auf umgekehrtem Wege wandert das Virus danach zurück in die Speicheldrüsen. Die Inkubationszeit ist daher auch abhängig davon, wie weit die Verletzung vom Kopf entfernt ist und schwankt in der Regel zwischen 14 und 30 Tagen.

Symptome: Nach dem klinischen Bild unterscheidet man die **stille** und die **rasende Wut**, wobei Letztere häufiger bei Katzen beobachtet wird. Der Begriff deutet schon an, welche Verhaltensänderung bei der Katze zu beobachten ist: Sie wird plötzlich, obwohl vorher eher zahm und ruhig, aggressiv und greift Menschen und auch Hunde an. Bei der stillen Wut sieht man das Gegenteil: Sonst eher scheue Tiere werden plötzlich zutraulich. Zu den Verhaltensänderungen kommen noch Muskelzuckungen, Speichelfluss, Gleichgewichtsstörungen und im Endstadium Krämpfe, Lähmungen und Bewusstlosigkeit, bis der Tod eintritt.

Diagnose: Eine genaue Diagnose kann erst nach dem Tod durch histologische und immunologische Untersuchungen des Gehirns definitiv gestellt werden.

Behandlung: Eine Behandlung der Tollwut bei Tieren ist gesetzlich verboten.

Vorbeugung: Am besten geschützt wird die frei laufende Katze und gleichzeitig auch der Mensch durch die Impfung gegen Tollwut. Sie ist ab dem 3. Lebensmonat möglich und muss in bestimmten Abständen – je nach Impfstoff 1–3 Jahre – aufgefrischt werden.

Aujeszkysche Krankheit (Pseudowut)

Leitsymptome
→ Unruhe
→ starker Juckreiz

Allgemeines: Die Aujeszkysche Krankheit ist eigentlich eine Virusinfektion der Schweine, kann aber von ihnen auf nahezu alle anderen Säugetiere übertragen werden. Bei Katzen geschieht dies entweder durch den direkten Kontakt zu Schweinen, z.B. auf Bauernhöfen, oder durch das Verfüttern rohen Schweinefleisches.

Der Mensch, der sich auf dem gleichen Weg infiziert, scheint relativ unempfindlich für diese Erkrankung zu sein, er erkrankt, wenn überhaupt, nur sehr milde.

Symptome: Wie der Ausdruck „Pseudowut" schon ausdrückt, stehen auch hier wie bei der Tollwut nervöse Symptome im Vordergrund, die 2 bis 4 Tage nach der Ansteckung erscheinen: Unruhe, Speicheln, Schluckbeschwerden und Futterverweigerung. Ganz typisch ist ein unstillbarer Juckreiz, weshalb die Krankheit auch als „Juckseuche" bezeichnet wird. Der Tod tritt bereits 12 bis 48 Stunden später ein.

Infizierte Katzen verlassen häufig das Gehöft/Haus und suchen Gewässer auf, obwohl Katzen sonst das Wasser meiden.

Behandlung: Die Krankheit verläuft immer tödlich.

Vorbeugung: Kein rohes Schweinefleisch an Katzen verfüttern.

Vergiftungen

Allgemeines: Es existiert eine Vielzahl von Stoffen, die sich für Katzen schädlich auswirken können. Allerdings sind Katzen hinsichtlich der Aufnahme unbekannter Nahrung vorsichtiger als Hunde oder Pflanzenfresser. So fressen sie verhältnismäßig selten aus Hunger vergiftete Köder oder verdorbenes Futter.

Besonders gefährdet sind jedoch junge Katzen, die aus Neugierde und Spieltrieb alle herumliegenden Dinge ins Maul nehmen und auch fressen. Giftstoffe können nicht nur über den Verdauungstrakt in den Körper gelangen, sondern auch über die Haut und die Atemwege. Während Letzteres selten in der Praxis beobachtet wird, spielt die Aufnahme von Toxinen von der Haut und über die Haut eine große Rolle, da Katzen bemüht sind, Fremdstoffe unverzüglich durch Lecken aus ihrem Fell zu entfernen. Auch bei der täglichen Fellpflege können giftige Substanzen unbeabsichtigt aufgenommen werden. Insbesondere die Reinigung der Pfoten, die leicht mit ausgestreuten Giften in Kontakt geraten, kann gefährliche Auswirkungen haben, weil durch diesen angeborenen Trieb Toxine auch in den Verdauungstrakt gelangen können. Durch die Aufnahme über die Haut können auch Flohhalsbänder eine unbeabsichtigte Wirkung, nämlich Vergiftungserscheinungen, hervorrufen.

Untenstehend sind einige Stoffe aufgelistet, die am häufigsten Vergiftungen bei Katzen verursachen.

Mäuse- und Rattengifte: Strychnin, Warfarin, Cumarinderivate, Natriumfluoracetat, ANTU (Alpha-Naphthylthioharnstoff), Thallium, Phosphor (auch in Fackeln enthalten!), Zinkphosphid.

Insekten- und Unkrautvernichtungsmittel: Metaldehyd (Schneckengift), Chlorierte Kohlenwasserstoffe (DDT, Aldrin, Dieldrin, Chlordan), Organische Phosphate (Malathion, Parathion, Dichlorphos; können alle auch in Flohbekämpfungsmitteln enthalten sein!), Carbamate, Nikotin, Rotenon, Benzylbenzoat.

Haushalts- und Umweltgifte: Ethylenglykol (Frostschutz), Phenol und Kresol (Putzmittel), Naphthalin (Mottenkugeln), Teer, Petroleum-Produkte, Kerosin, Heizöl, Terpentin, Säuren und Laugen.

Metalle: Blei, Arsen, Quecksilber.

Balkon- und Zimmerpflanzen: Wolfsmilcharten,

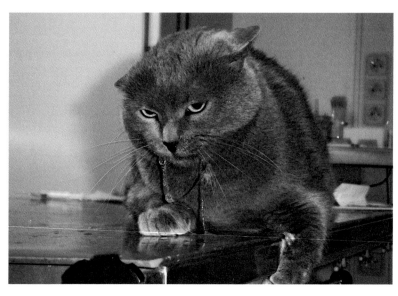

Starker Speichelfluss nach Aufnahme von Gift.

Dieffenbachia, Aronstabgewächse, Kalla, Zimmerkalla, Oleander, Efeu, Philodendron.
Medikamente: Aspirin, Phenacetin (generell für den Menschen vorgesehene Schmerzmittel bei Katzen niemals ohne ausdrückliche Verordnung des Tierarztes verwenden!)
Symptome: Keiner dieser Stoffe löst ein typisches Anzeichen aus, vielmehr können prinzipiell alle im Folgenden genannten Symptome einer Vergiftung auftreten:
- Untertemperatur
- Erbrechen
- Durchfall
- Speicheln
- Zittern
- enge Pupillen
- Schwäche
- Zuckungen
- Krämpfe
- Lähmungen

Behandlung: Wurde die Katze bei der Aufnahme eines Giftstoffs beobachtet, sollte sie umgehend zum Tierarzt gebracht werden, der medikamentös Erbrechen herbeiführen kann, um das Toxin wieder aus dem Körper zu entfernen. Eine Magenentleerung ist aber nur bis zu zwei Stunden nach der Aufnahme sinnvoll.

Ist bekannt, um welchen Stoff es sich vermutlich handelt, so sollte dem Tierarzt zusammen mit der Katze auch die Verpackung des Giftes mit der Liste der Inhaltsstoffe präsentiert werden, da er dann gegebenenfalls ein Gegenmittel einsetzen kann.

In der Regel wird aber weder die Katze bei der Aufnahme eines Giftes gesehen noch ist zu ermitteln, welches Gift sie zu sich genommen hat, so dass der Tierarzt nur symptomatisch behandeln kann: Er kann mit Infusionen den Kreislauf stabilisieren; er kann durch die Verabreichung von Beruhigungsmitteln Krämpfe und Zuckungen dämpfen; er kann die Ausscheidung des Toxins aus dem Körper durch entwässernde und abführende Mittel beschleunigen.

Von Teer oder Ölprodukten verklebtes Fell oder verschmutzte Haut sollte mit Wasser und Seife gründlich gewaschen werden, nachdem diese Stellen vorher eventuell mit Speiseöl aufgeweicht wurden. Bei großen Flächen empfiehlt sich vor dem Waschen auch ein Abscheren des Fells in diesem Bereich.

Erkrankungen von Haut und Haarkleid

▶ Haarausfall

Verstärkter Haarverlust am ganzen Körper ist meist auf den normalen, jahreszeitlichen Fellwechsel zurückzuführen Solange dabei kein deutliches Ausdünnen des Felles mit Sichtbarwerden der Haut auftritt oder gar kahle Stelle entstehen, stellt diese Form des Haarausfalls zumindest primär kein gesundheitliches Problem für die Katze dar. Allerdings kann die vermehrte Aufnahme von Haaren beim Putzen zu einer Magenschleimhautreizung und dadurch bedingtem häufigem Erbrechen führen (siehe Seite 73).

Tägliches Kämmen und Bürsten hilft, die unangenehmen Folgen des Fellwechsels, das Ausstreuen der Haare überall in der Wohnung und das Erbrechen, einzudämmen. Der Fellwechsel ist übrigens nicht nur von der Außentemperatur, sondern auch von der zu- und abnehmenden Tageslichtlänge im Frühjahr und Herbst abhängig.

Vermehrtes Haaren kann darüber hinaus auch in Stresssituationen, beispielsweise beim Tierarztbesuch, und bei fiebrigen Allgemeinerkrankungen beobachtet werden.

Lokaler Haarverlust hat in der Regel krankhafte Ursachen:
- Wenn die Hautoberfläche generell entzündlich verändert ist, d.h. eine Dermatitis vorliegt, kommt oft Haarausfall hinzu. Die unter den haarlosen Stellen liegende Haut ist dabei gerötet, schuppig oder mit Krusten und Bläschen bedeckt.
- Kreisrunde kahle Stellen mit relativ geringer Reaktion der Haut können typische Anzeichen eines Pilzbefalls sein (siehe Seite 58).
- Abbrechen der Haare bis hin zum lokalen Haarverlust am Rücken kann eine Begleiterscheinung des Floh- oder Bandwurmbefalls sein (siehe Seite 54, 77).
- Haarausfall ohne Reaktion der Haut kann vor allem am Bauch und an den Innenschenkeln beobachtet werden = Leckbauch.

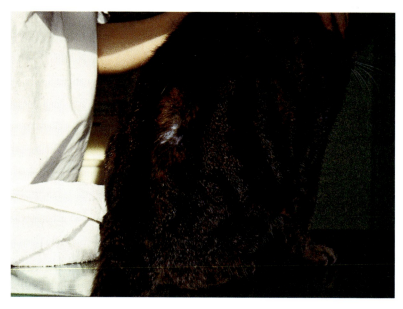

Haarausfall am Rücken durch Bandwurmbefall.

Leckbauch (Psychogene Alopezie)

Leitsymptom
→ kahler Bauch ohne Veränderungen der Haut

Allgemeines: Die Ursache für diesen Haarausfall liegt in der Katze selbst, die sich die Haare buchstäblich wegleckt. Der Grund für das vermehrte Lecken bleibt häufig unklar, mit Juckreiz einhergehende Krankheiten können hier eine Rolle spielen. Häufig jedoch muss eher eine verhaltenspsychologische Störung angenommen werden.

Der Putzzwang kann offenbar ausgelöst werden durch zuviel Frustration (vergleichbar Nägelkauen) oder einfach Langeweile (siehe Seite 103).
Symptome: Neben Bauch und Innenschenkeln werden auch gerne Vorderpfoten und Flanken kahlgeleckt. In extremen Fällen werden alle einfach zu erreichenden Körperregionen mit einbezogen.
Diagnose: Durch Ausschluss anderer Ursachen.
Behandlung: Hormongaben zeigen teilweise Erfolg, weshalb bereits auch eine hormonelle Störung als Grundlage vermutet wurde. Von verhaltenspsychologischer Seite werden Antidepressiva aus der Humanmedizin verwendet, die sich allerdings erst in der Langzeitanwendung (> 6 Wochen) bewähren.

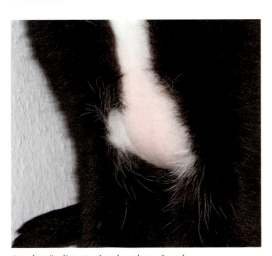

Durch ständiges Lecken haarloser Bauch.

Fettschwanz

Leitsymptom
→ fettig verklebter Schwanzansatz

Allgemeines: Diese Erscheinung stellt eigentlich keine richtige Hauterkrankung, sondern eher ein kosmetisches Problem dar.

Alle Katzen besitzen an der Oberseite ihres Schwanzansatzes einige Drüsen zur Talgproduktion. Besonders bei Langhaarkatzen führt eine starke Sekretproduktion dieser Drüsen zu schmierig verklebtem Fell am Schwanzansatz. Die Produktion dieser Talgdrüsen ist auch hormonell beeinflusst, weshalb der Fettschwanz bei unkastrierten Katern häufiger vorkommt als bei kastrierten Tieren.
Behandlung: Kastration; sanftere Methoden zur Besserung sind das regelmäßige Waschen des Schwanzes mit fettlösendem Shampoo sowie das Einstäuben mit Kartoffelstärke, um das überschüssige Fett aufzusaugen und anschließend auszubürsten.

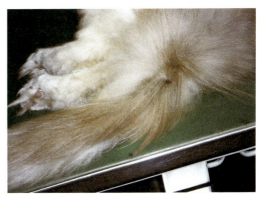

„Fettschwanz".

Parasitäre Hauterkrankungen

Flohbefall

Leitsymptome
→ Juckreiz
→ schwarze „Krümel" (Flohkot) im Fell

Allgemeines: Flöhe sind dunkelbraune, seitlich abgeplattete, flügellose Insekten von 3 bis 5 mm Größe, die sich durch Blutsaugen ernähren. Zwar gibt es einen speziellen Katzenfloh (*Ctenocephalides felis*), dieser beschränkt sich aber in der Auswahl seiner Opfer nicht nur auf Katzen, sondern verachtet auch andere Warmblüter und somit auch die Katzenbesitzer nicht. Umgekehrt springen auch Flöhe anderer Tiere (z.B. die der Hunde, Igel, Mäuse) auf Katzen über.

Flöhe halten sich nur zu ihren Blutmahlzeiten an der Katze auf. Den Großteil ihrer Eier legen sie in der Umgebung ab, in der sich diese unter günstigen Bedingungen (Trockenheit, Temperaturen über 10 °C) in 11 Tagen über drei Larvenstadien zu neuen Flöhen entwickeln. Die Larven leben in Teppichböden, Fußbodenritzen, Decken, Kissen und Körben und ernähren sich von organischem Abfall, vor allem vom Kot der erwachsenen Flöhe.

Da die optimalen Entwicklungsbedingungen in der Außenwelt in Deutschland nur im Sommer gegeben sind, liegt der Gipfel des Flohbefalls im Juli und August. In der Wohnung hingegen herrschen das ganze Jahr über klimatisch günstige Verhältnisse, so dass sich hier ein einmal aufgetretenes Flohproblem auch über den Winter hinziehen kann.

Ihr Überleben in der Außenwelt unter ungünstigen Bedingungen (Kälte, Feuchtigkeit, Nahrungsmangel) sichern Flöhe durch ihre Fähigkeit, im Puppenstadium (dem letzten Larvenstadium vor der Wandlung zum erwachsenen Floh) verharren zu können; dadurch können sie ihre Entwicklungszeit um Monate verlängern. Daher ist es möglich, sich auch in länger leer stehenden Räumen plötzlich mit Flöhen konfrontiert zu sehen.

Symptome: In erster Linie irritieren Flöhe das Wirtstier durch ihre starken Juckreiz auslösenden Stiche, die meist als erstes Symptom auf einen Flohbefall deuten. Bei näherem Hinsehen können dann weitere Hinweise in Form von Flohkot oder sogar die kleinen braunen Tiere selbst im Fell entdeckt werden. Über diese eher lästigen Beschwerden hinaus kann der Flohspeichel, der mit dem Biss ins Blut gelangt, eine allergische Reaktion erzeugen. Diese zeigt sich auf der Haut, allerdings nicht an den eigentlichen Floheinstichstellen. Es bilden sich, zunächst am Kopf der Katze und rings um den Nacken, kleine verschorfte Knötchen, die sich dann über den Rücken hin ausdehnen können. Der Juckreiz wird durch diese allgemeine oberflächliche Hautentzündung (Dermatitis) noch verstärkt.

Diagnose:
- Direktes Fangen eines Flohs.
- Flohkot kann dadurch zum Vorschein gebracht werden, dass man die Katze auf eine weiße Unterlage setzt und das Fell durchkämmt. Bei Anwesenheit von Flöhen rieseln typische schwarze Krümelchen, die wie Schmutz aussehen (den man normalerweise sonst bei Katzen nicht im Fell findet), auf die Unterlage.

Behandlung: Zur Flohbekämpfung an der Katze selbst werden mittlerweile fast ausschließlich Ampullen mit einem Medikament zum Auftragen auf die Haut (Spot-on-Verfahren), je nach Alter und Gewicht des Tieres, eingesetzt. Sie zeigen bei einfacher Anwendung die größte Wirksamkeit.

Die Haare werden im Nacken gescheitelt und die Lösung wird auf die Haut aufgetragen. Nicht verreiben und die Katze dort eine gewisse Zeit nicht streicheln. Die Wirkung hält bis zu 4 Wochen an und erstreckt sich teilweise auch auf andere Parasiten (Zecken, Milben).

Für Katzen zugelassene Spot-on-Präparate:
- Advantage (Bayer)
- Advocate (Bayer)
- Frontline und Frontline Combo (Merial)
- Stronghold (Pfizer)

Flohpuder kann eventuell für Welpen unter 6 Wochen, bei denen Spot-on-Präparate noch nicht verwendet werden dürfen, nützlich sein.

Baden mit Flohshampoo hat zwar den Vorteil, dass Flöhe und Flohkot aus dem Fell entfernt werden, wird aber von den wenigsten Katzen ohne Narkose toleriert und erfordert auf jeden Fall die anschließende Anwendung eines länger wirksamen Präparates.

Flohhalsbänder zeigen bei Flohbefall keine ausreichende Wirkung.

Das Hausmittel „Knoblauch" wirkt nicht nur nicht, sondern kann die Katze sogar vergiften. Auch biologische Mittel riechen meistens nur mehr oder weniger gut (nicht für die Katze!), sind aber sonst unwirksam.

Nach einem Flohbefall sollte die Katze eine Bandwurmkur erhalten, da Flöhe Zwischenwirte für Bandwürmer sind (siehe Seite 77).
Umgebungsbehandlung: Schwieriger als die Bekämpfung der Flöhe an der Katze selbst gestaltet sich oft die Bekämpfung der Flöhe und Larven in der Umgebung, da sich der Aktionsradius von Katzen in der Wohnung selten auf wenige Plätze eingrenzen lässt wie beim Hund.

Häufiges Absaugen von Teppichböden, Waschen von Kissen und Decken sowie Einsprühen der Lieblingsplätze mit einem Flohspray für die Umgebung sind wichtige, die Behandlung des Tieres flankierende Maßnahmen.

In manchen Spot-on-Präparaten sind zusätzlich Komponenten enthalten, die auch Eier und Larven schädigen (Frontline Combo). Ein für die Katze ungiftiges Mittel (Program) wirkt als „Anti-Baby-Pille" für die Flöhe und kann monatlich mit dem Futter oder als Langzeitinjektion für 6 Monate verabreicht werden.

Mit Hilfe von Verneblern, wie z.B. dem Vetkem Fogger, können ganze Räume von Flöhen und ihrem Nachwuchs befreit werden.
Vorbeugung: Alle Spot-on-Präparate, die der Behandlung dienen, beugen grundsätzlich bei regelmäßiger Anwendung auch einem lästigen Flohbefall vor.

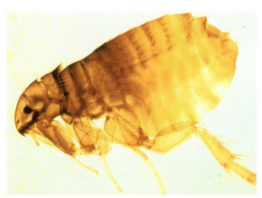

Katzenfloh.

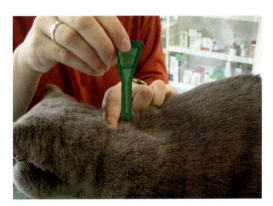

Auftragen eines Spot-on-Präparates.

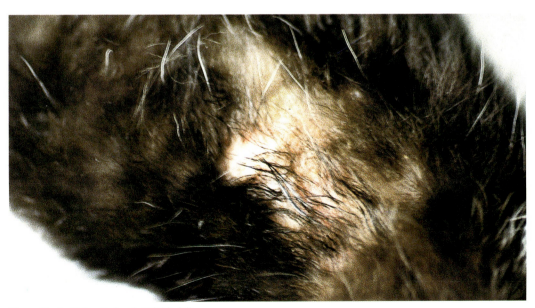

Ekzem durch starkes Lecken bei Flohbefall.

Milbenbefall (Räude)

Leitsymptome
➜ Haarausfall mit Krusten- und Schuppenbildung
➜ Juckreiz

Allgemeines: Milben sind winzige, achtbeinige Spinnentiere, die im Gegensatz zu Flöhen nicht mit bloßem Auge wahrgenommen werden können. Sie leben in der Haut, wo sie sich von abgestorbenen Zellen, Schuppen und Gewebeflüssigkeit ernähren. Ihre ganze Entwicklung von der Eiablage über mehrere Larven- und Nymphenstadien vollzieht sich in der Haut ihres Wirtstieres und dauert etwa zwei bis drei Wochen.

Die Milben werden nur durch direkten Kontakt von Katze zu Katze übertragen. Es gibt verschiedene Arten (*Notoedres cati*, *Sarcoptes*-Arten, *Otodectes cynotis*, *Cheyletiella*-Arten) die alle ähnliche Hautveränderungen hervorrufen, die landläufig als „Räude" bezeichnet werden.

Symptome: Besonders am Kopf und an den Ohren bilden sich Krusten und Schuppen mit Haarausfall. Die befallenen Stellen dehnen sich gerne auf die Pfoten aus und im fortgeschrittenen Stadium auch auf den ganzen Körper.

Diagnose: Hautgeschabsel von den betroffenen Stellen: Der Tierarzt kratzt mit einem Skalpell die obersten Hautschichten ab, um sie anschließend mikroskopisch zu untersuchen.

Behandlung: Spot-on-Präparate wie beispielsweise Stronghold und Advocate sind auch gegen sämtliche Milben wirksam. Bereits eine einmalige Anwendung kann ausreichend sein.

Herbstgrasmilben

Leitsymptom
➜ Ekzeme mit Juckreiz im Spätsommer

Allgemeines: Diese Milben verdienen insofern eine gesonderte Betrachtung, als es sich hierbei um saprophytäre Milben handelt, d.h. sie ernähren sich eigentlich am Boden von abgestorbenen Pflanzenteilen. Die Larven dieser Milben benötigen jedoch zu ihrer Weiterentwicklung eine „Gewebesaftmahlzeit" und befallen daher warmblütige Tiere, gelegentlich auch den Menschen. Sie treten in einigen Gebieten Deutschlands meist im Spätsommer und Herbst massenhaft auf.

Symptome: Die Larven bevorzugen dünne Hautstellen mit wenig Behaarung, weshalb bei Katzen vorwiegend am Kopf, hier vor allem vor den Ohren, am Bauch und an den Pfoten in den Zehenzwischenräumen durch die Parasiten hervorgerufene, kleine verschorfte Krusten ausgemacht werden können.

Diagnose: An den befallenen Stellen sind die Milben teilweise mit bloßem Auge als winzige, leuchtend orangerote Punkte zu erkennen.

Behandlung: Betupfen der betroffenen Hautbezirke mit insektiziden Mitteln reicht bei geringem Befall aus, um die hier anhaftenden Milben zu beseitigen. Bei großflächigen Ekzemen ist Linderung des Juckreizes mit Cortison und Auftragen von Stronghold oder Advocate o. Ä. notwendig.

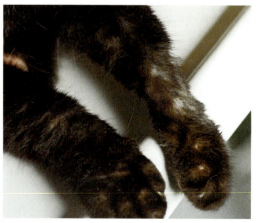

Durch Milben verursachte Dermatitis an den Pfoten.

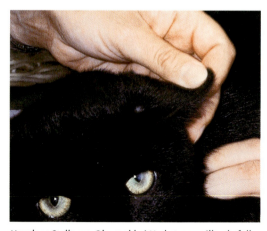

Haarlose Stelle am Ohrrand bei Herbstgrasmilbenbefall.

Zecken

Leitsymptom
→ Juckreiz

Allgemeines: Zecken sind wenige Millimeter große, achtbeinige Spinnentiere, die an Warmblütern Blut saugen. Sie werden von Gräsern, Sträuchern und im Unterholz von vorbeikommenden Tieren und Menschen abgestreift. Im vollgesogenen Zustand erreichen sie etwa Erbsengröße (10 bis 20 mm) und verlassen anschließend ihren Wirt wieder. Für Menschen sind sie viel gefährlicher als für Katzen, da sie als Überträger der Borreliose und, vornehmlich in Süddeutschland, der virusbedingten infektiösen Hirnhautentzündung (FSME) fungieren können.
Symptome: Bei Katzen verursachen Zecken eine Irritation der Haut an der Einstichstelle mit Juckreiz.
Behandlung: Zecken sollten gleich nach ihrer Entdeckung durch vorsichtiges Herausdrehen mit den Fingern oder einer Zeckenzange entfernt werden. Wenn dabei der Kopf in der Haut stecken bleibt, ist dies kein Grund zur Beunruhigung; er fällt in wenigen Tagen von allein ab.
Vorbeugung: Flohpräparate bieten teilweise auch Schutz vor Zeckenbefall, beispielsweise Frontline.

Fliegenmaden

Leitsymptom
→ krabbelnde Maden in Wunden
→ gestörtes Allgemeinbefinden

Allgemeines: Im Sommer können bei frei laufenden Katzen in kleineren und größeren Wunden kleine weiße Maden gefunden werden, denn Schmeißfliegen benutzen diese Stellen gerne zur Eiablage. Aus den Eiern schlüpfen innerhalb kürzester Zeit die Maden, die sich von abgestorbenem Gewebe in der Wunde ernähren und dabei das umliegende gesunde Gewebe durch die Abgabe von Sekreten schädigen.
Symptome: In nässenden Wunden krabbeln die Maden, die Heilung der Wunde wird dadurch beeinträchtigt.
Die Katze ist auch in ihrem Allgemeinbefinden stark gestört.
Behandlung: Die Maden müssen zuerst manuell abgesammelt werden, anschließend wird die Wunde mit einem Desinfektionsmittel, z.B. 2%iger Wasserstoffperoxid-Lösung, ausgespült. Weitere Wundversorgung und Einsperren der Katze im Haus verhindern einen erneuten Befall.

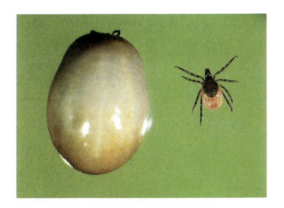

Die häufigste Zecke bei Katzen ist Ixodes ricinus (links ein vollgesogenes Exemplar).

Pilzinfektionen

Leitsymptom
→ kreisrunde haarlose Bezirke

Allgemeines: Im Wesentlichen sind zwei Pilzarten für diese Hauterkrankung verantwortlich: *Trichophyton* sp. als Erreger der **Trichophytie** und *Microsporum* sp. als Erreger der **Mikrosporie**.

Beide Arten sind ansteckend für den Menschen und auch für andere Haustiere wie z.B. Hunde, Kaninchen, Meerschweinchen und selbstverständlich andere Katzen. Die Vermehrungsformen dieser Pilze, die man als Sporen bezeichnet, sind in der Umgebung monatelang haltbar.

Symptome: Zwei bis vier Wochen nach der Ansteckung treten charakteristische Veränderungen in Form von kreisrunden, haarlosen Stellen am Kopf oder an den Pfoten auf. Sie sind in der Mitte leicht schuppig, dabei am Rand gerötet und jucken geringfügig. Neben dieser typischen Form kann sich aber auch hinter jeder juckenden, schuppigen oder krustösen Hautveränderung ein Pilzbefall verbergen.

Diagnose:
- Mit Hilfe der **Woodschen Lampe**. Die in der Praxis am einfachsten und schnellsten durchzuführende Nachweismethode geschieht mit Hilfe der Woodschen Lampe. Diese Lampe erzeugt UV-Licht bestimmter Wellenlänge, das im abgedunkelten Raum alle mit Pilzen befallenen Stellen grünlich fluoreszieren lässt. Allerdings zeigen nicht alle Pilze diese Fluoreszenz, weshalb dieses diagnostische Verfahren keine ausschließliche Aussagekraft hat.
- Durch Anlegen einer Pilzkultur. Hierbei werden Haare von den veränderten Bezirken oder von dort abgeschabte Hautpartikel auf einen speziellen Nährboden aufgebracht. Dieses Verfahren ist der sicherste Nachweis von Pilzbefall.

Behandlung: Einzelne Stellen können lokal mit den Pilz bekämpfenden Salben, Pudern oder Lotionen behandelt werden, bei starker Ausdehnung des Pilzbefalls muss mit einem Antimykotikum von innen behandelt werden. Die Behandlung muss sich über einen genügend langen Zeitraum erstrecken und sollte wenn nötig auch die Umgebung mit einbeziehen (Spray).

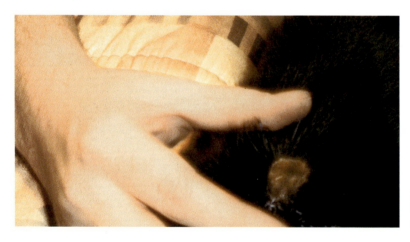

Typische kreisrunde, haarlose Stelle am Kopf durch eine Pilzinfektion.

Bakterielle Hautinfektionen

Akne

Leitsymptom
→ eitrige Pusteln am Kinn

Allgemeines: Die Akne ist die mildeste Form einer eitrigen Entzündung bei der Katze. Es handelt sich gewissermaßen einfach um „Pickel", die sich bei der Katze bevorzugt am Kinn bilden, da sich hier zahlreiche Talgdrüsen zur Geruchsmarkierung befinden. Diese können verstopfen und sich entzünden.
Symptome: Am Kinn finden sich vermehrt schwärzliche Punkte. Das Aussehen ähnelt dem von Mitessern beim Menschen. Aus diesen können eitrige Pusteln entstehen.
Behandlung: Meist nicht notwendig, in schlimmen Fällen Antibiotika und entzündungshemmende Präparate von innen.

Phlegmone

Leitsymptome
→ Schwellung einer Gliedmaße
→ Mattigkeit

Allgemeines: Die Phlegmone ist eine eitrige Entzündung, die im Bindegewebe unter der Haut ohne genaue Begrenzung verteilt ist und daher auf den ersten Blick gar nicht eitrig erscheint. Meist entsteht sie als Folge von Bissen oder anderen kleinen Verletzungen an einer Gliedmaße, durch welche die Erreger in die Unterhaut ein- und vordringen.
Symptome: Die betroffene Pfote schwillt an, fühlt sich heiß an und wird kaum bis gar nicht mehr eingesetzt. Die Lahmheit ist meistens das Symptom, das den Besitzer zum Tierarzt führt. Die allgemeine Mattigkeit resultiert aus dem gleichzeitig bestehenden Fieber.
Behandlung: Phlegmonen werden durch Antibiotika, eventuell auch kombiniert mit entzündungshemmenden Mitteln, schnell zum Verschwinden gebracht.

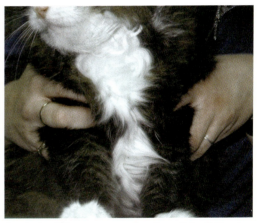

Durch eine Phlegmone angeschwollener linker Fuß.

Abszess

Leitsymptome
→ Schwellung des betroffenen Bereiches
→ Mattigkeit

Allgemeines: Bei einem Abszess kommt es zu einer Ansammlung von Eiter in einem Hohlraum, der von einer Kapsel umgeben ist. Er ist meist die Folge einer Bissverletzung. Die Bisse gehen gewöhnlich tief unter die Haut, die oberflächlich entstandene Verletzung heilt jedoch rasch ab. In der Tiefe unter Luftabschluss bieten sich dann optimale Vermehrungsbedingungen für Erreger, die aus der Maulhöhle des Angreifers stammen.
Symptome: Äußerlich machen sich Abszesse durch Schwellungen, oft am Kopf als „dicke Backe" oder im Schwanzbereich, bemerkbar. Eine kleine Kruste darauf weist auf das eigentliche Problem hin. Die Katze fühlt sich dabei sichtlich unwohl, frisst kaum und ist matt, da hohes Fieber von über 40 °C keine Seltenheit ist. Sind solche Abszesse nach einigen Tagen herangereift, öffnen sie sich von selbst und grünlicher, übel riechender Eiter entleert sich aus der kraterförmigen Öffnung, womit dann gewöhnlich der Heilungsprozess einsetzt.
Behandlung: Dieser Entwicklungsverlauf kann durch chirurgisches Spalten des Abszesses durch den Tierarzt, eventuell unter Narkose, vorweggenommen werden. Häufig ist dies jedoch nicht notwendig, da sich viele Abszesse unter der Gabe von Antibiotika zurückbilden.

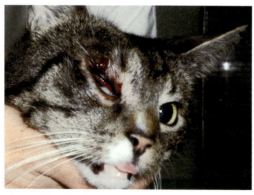

Abszess über dem Auge.

Allergisch bedingte Hauterkrankungen

Miliares Ekzem

Leitsymptome
→ zahlreiche kleine Krusten auf der Haut
→ Juckreiz

Allgemeines: Dieses Ekzem kann auch auf einer Flohallergie beruhen und ist dieser daher zum Verwechseln ähnlich.
Ursache: Häufigste Allergene sind Hausstaubmilben, Blütenpollen, Federn und Schimmelpilzsporen.
Symptome: Der typische Hautausschlag in Form winzig kleiner („miliarer") Krusten und Knötchen kann auf den ganzen Körper verteilt sein und ist im dichten Fell eher zu tasten als zu sehen. Deutlicher wird die Veränderung der Haut, wenn sie nur am Kopf und hier vorrangig im Gesicht (daher auch faziales Ekzem genannt) lokalisiert ist. Da insbesondere diese lokale Form auch stark juckt, kratzt sich die Katze entsprechend an und vor den Ohren, was zu nässenden Flecken (Hot Spots) führt.
Diagnose: Ausschluss anderer Erkrankungen; Allergietest im Blut oder auf der Haut.
Behandlung: Grundsätzlich wäre bei einer Allergie ein Vermeiden des Allergens am besten. Bei der Hausstauballergie wird das häufige Waschen der Schlafdecke bei mindestens 60 °C empfohlen. Auch eine Hyposensibilisierung kann probiert werden. Vielfach bleibt jedoch nur die Langzeitbehandlung mit Cortison in möglichst niedriger Dosierung.

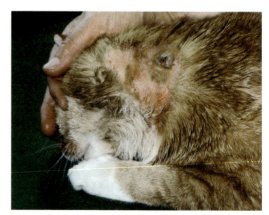

Eitriges Ekzem aufgrund Futtermittelallergie.

Sind Futtermittel an einer Allergie mitbeteiligt, ist eine Futterumstellung nötig. Futterumstellung bedeutet hier nicht, einfach die Marke des Dosenfutters zu wechseln, sondern den einstweiligen Verzicht auf handelsübliche Fertigfutter. Tierärzte halten oft sogar mehrere „hypoallergene" Diätfutter bereit. Basis dieser Futtermittel ist immer die Beschränkung auf eine einzige Eiweiß- und Kohlenhydratquelle bei größtmöglicher Vermeidung von Konservierungs- und anderen Zusatzstoffen. Selbstverständlich kann eine Diät auch selbst zubereitet werden. In hierzu geeigneten Rezepten wird gerne auf möglichst nicht gängige Fleischsorten, wie z.B. Lamm, zurückgegriffen, da gegen unbekannte Fleischsorten weniger allergische Reaktionen bestehen sollen. Allergietests im Blut auf Futtermittelinhaltsstoffe helfen im Vorfeld bei der Auswahl der richtigen Diät.

Eosinophiles Granulom

Leitsymptom
→ rötliche, erhabene Hautveränderungen

Allgemeines: Diese Hautveränderung wird hauptsächlich bei Katzen, seltener auch bei Hunden beobachtet. Die Ursache des eosinophilen Granuloms ist noch weitgehend unklar, man vermutet eine primär allergische Reaktion.

Symptome: Es handelt sich um von der Umgebung abgesetzte, rötliche, haarlose Bezirke, die sich wie kleine Knötchen anfühlen und daher auch als Granulome bezeichnet werden.

Die Granulome treten vereinzelt bevorzugt an den Mundwinkeln, an der Oberlippe oder streifenförmig aneinandergereiht an der Rückseite der Oberschenkel auf. Im Mundbereich scheinen sie auch schmerzhaft zu sein, häufiges Belecken weist auf einen gewissen Juckreiz hin.

Die Bezeichnung „eosinophil" leitet sich von dem Phänomen ab, dass in den veränderten Bezirken und auch im Blut vermehrt eosinophile Zellen gefunden werden. Diese zu den weißen Blutzellen gehörenden Zellen sind normalerweise nur in geringer Anzahl im Blut vorhanden. Bei Allergien und bei Parasitenbefall hingegen werden sie gehäuft im Blut angetroffen.

Behandlung: Cortison in relativ hoher Dosierung bringt die Granulome zum Verschwinden, wobei sie allerdings leider die Tendenz haben, wiederzukehren.

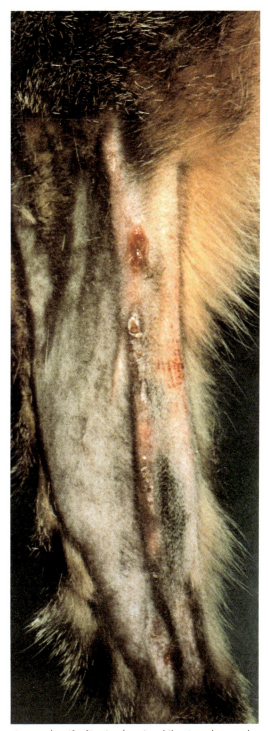

Lineares (streifenförmiges) eosinophiles Granulom an der Innenfläche der Gliedmaßen.

▶ Ernährungsbedingte Hauterkrankungen

Leitsymptom
→ viele Schuppen im Fell

Allgemeines: Regelrechte Mangelerscheinungen an Haut und Haarkleid auf Grund falscher Ernährung sind ausgesprochen selten, da die meisten Katzen heute mit inhaltlich ausgewogenem Fertigfutter ernährt werden. Nur bei sehr einseitiger Fütterung, beispielsweise mit ausschließlich rohem Fisch oder Rinderherz, treten massive Störungen auf, die dann aber nicht nur die Haut, sondern auch andere Organe betreffen.
Symptome: Eine wahrscheinlich ernährungsbedingte Hautveränderung kann in Form einer übermäßigen Schuppenbildung häufig auch bei übergewichtigen Tieren beobachtet werden.
Behandlung: Da die Ursache vermutlich ein Mangel an ungesättigten Fettsäuren ist, kann die zusätzliche tägliche Gabe dieser Fettsäuren aus Distelöl oder Fertigpräparaten versucht werden.

▶ Analdrüsenentzündung

Leitsymptom
→ häufiges Belecken des Analbereiches

Allgemeines: Im Gegensatz zu Hunden bereiten Katzen ihre Analdrüsen eher selten Probleme. Die Analdrüsen sind zwei kleine säckchenförmige Drüsen, die beiderseits des Afters sitzen. Ihre Öffnungen sind dort bei genauer Betrachtung als winzige Punkte zu erkennen. Die Drüsen produzieren ein dünnflüssiges, braungraues Sekret, das jedem Kotabsatz beigegeben wird. Es verströmt einen durchdringenden „Duft", der zur Reviermarkierung dient.
Symptome: Dieses Sekret dickt manchmal so stark ein, dass der Ausführungsgang der Drüse verstopft. Das weiterhin gebildete Sekret sammelt sich in der Drüse an, die sich infolgedessen entzündet. Dieses Geschehen verursacht Juckreiz und auch Schmerzen. Die Katze leckt sich vermehrt am After und rutscht manchmal mit dem Hinterteil über den Boden („sie fährt Schlitten"). Die Haut am After wird dadurch wund und ist gerötet. Äußerst empfindlich reagieren manche Katzen dann bei der Berührung in diesem Bereich. Wird die Verstopfung nicht rechtzeitig beseitigt, schafft sich die prall mit entzündlichem Sekret gefüllte Drüse einen Abfluss an einer anderen Stelle: Meist etwas unterhalb der Analdrüse entsteht eine Öffnung (Fistel), durch die sich der eitrige und übel riechende Inhalt entleert.
Behandlung: Eine verstopfte Analdrüse muss vom Tierarzt manuell entleert werden. Bei Katzen, die sich die unter Umständen schmerzhafte Prozedur nicht gefallen lassen, ist möglicherweise eine Narkose erforderlich. Bei stark entzündeten Analdrüsen und bereits vorhandenen Fisteln werden diese anschließend mittels einer kleinen Kanüle mit milden desinfizierenden Lösungen gespült. Gleichzeitig ist eine Antibiotikagabe erforderlich.

Erkrankungen der Augen

Hier sollen nur die häufigsten Augenkrankheiten erläutert werden. Daneben existiert eine Vielzahl weiterer möglicher Veränderungen am und im Auge, die jedoch für den Laien schwer zu unterscheiden sind. Generell sollte jede an den Augen oder in ihrer Umgebung wahrgenommene Veränderung zur Abklärung dem Tierarzt gezeigt werden.

Anhaltspunkte für eine Augenerkrankung sind:
- Augenausfluss,
- Schmerzen, die sich durch zugekniffene Augen bemerkbar machen,
- Lichtscheue,
- Farbveränderungen,
- Trübungen und Auflagerungen,
- ständig weite oder enge Pupillen,
- hervorquellende Augen,
- verminderte Sehfähigkeit.

▶ Tränenfluss

Leitsymptome
→ Tränenfluss
→ Sekretrinne

Allgemeines: Vermehrter Tränenfluss ist häufig eine Begleiterscheinung verschiedener Augenerkrankungen, wie z.B. einer Bindehautentzündung, kann aber auch ein isoliertes Problem darstellen. Normalerweise wird Tränenflüssigkeit in der Tränendrüse zur Befeuchtung der Hornhaut gebildet und über den Tränennasengang zur Nase abgeleitet (siehe Seite 9). Wenn dieser Kanal verstopft oder verlegt ist, kommt es zum „Überlaufen" nach außen. Verstopfungen und Verklebungen sind entweder entzündungsbedingt, beispielsweise infolge eines Schnupfens, oder rassebedingt. Bei kurznasigen Katzenrassen wie Persern oder Kartäusern ist oft einfach kein Platz mehr im Gesichtsschädel für diesen Gang.

Symptome: Eine zunächst klare Flüssigkeit entleert sich aus einem oder beiden Augen auf die Wangen herab. Insbesondere bei weißen Katzen fallen bräunlich rote „Straßen" bis zur Nase auf. Obwohl „blutig" aussehend, ist die Verfärbung jedoch keineswegs auf Blutbeimengungen, sondern lediglich auf das Vermischen der Tränenflüssigkeit mit Staub von außen zurückzuführen.

Behandlung: Kleinere Mengen eingetrockneten Sekrets in den Augenwinkeln sind normal und werden, wenn nicht von der Katze selbst, einfach mit einem Tuch entfernt. Verstopfungen und Verklebungen des Tränennasenkanals werden vom Tierarzt durch Spülungen mit feinen Kanülen unter Narkose beseitigt, was allerdings nicht immer gelingt.

Dann bleibt nur, wie auch bei rassebedingt nicht vorhandenem Tränennasengang, das tägliche Säubern der Augenwinkel mit einem angefeuchteten Tuch.

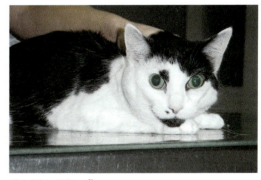

Einseitiger Tränenfluss.

▶ Vorfall des dritten Augenlids

Leitsymptom
→ sichtbares 3. Augenlid im unteren Augenwinkel

Allgemeines: Der Vorfall des dritten Augenlids, das auch als **Nickhaut** bezeichnet wird, tritt **ein- oder beidseitig** auf. Der einseitige Vorfall weist eher auf eine Erkrankung dieses Auges hin, der beidseitige hingegen kann Kennzeichen ganz anderer Erkrankungen sein. So wird er u.a. bei Infektionskrankheiten mit Fieber, Erbrechen, Durchfall oder auch bei Parasitenbefall beobachtet. Allgemein gesprochen ist er immer Anzeichen für ein Unwohlsein der Katze, das nicht nur physischen, sondern auch psychischen Ursprungs sein kann. So kann beispielsweise der Zuzug einer neuen Katze in der Nachbarschaft psychischen Stress bereiten und einen Nickhautvorfall auslösen.
Symptome: Das zusätzliche Lid ist normalerweise unsichtbar im inneren Augenwinkel versteckt. Es kann aber so weit über die Hornhaut gezogen werden, dass diese fast gänzlich verschwindet und nur noch „das Weiße im Auge" sichtbar ist. Das Sehvermögen der Katze ist dadurch natürlich stark beeinträchtigt.
Behandlung: Bei einem länger bestehenden oder wiederkehrenden Nickhautvorfall auch ohne weitere Krankheitsanzeichen sollte die Katze vorsichtshalber einer allgemeinen Untersuchung durch den Tierarzt unterzogen werden.

▶ Bindehautentzündung

Leitsymptome
→ Augenausfluss
→ Zukneifen des Auges
→ gerötete und geschwollene Bindehäute

Allgemeines: Eine Bindehautentzündung, auch Konjunktivitis genannt, kommt ebenfalls **ein- oder beidseitig** vor. Besonders die einseitige Konjunktivitis wird durch Zugluft oder das Eindringen von Staub und anderen Fremdkörpern provoziert. Ferner spielen bei Bindehautentzündungen infektiöse Ursachen durch verschiedene Viren und natürlich bei eitrigem Ausfluss immer auch durch Bakterien eine große Rolle. So beginnt beispielsweise fast jede Katzenschnupfen- oder Influenza-A-Virusinfektion mit einer Bindehautentzündung.
Symptome: Die betreffende Bindehaut ist gerötet, möglicherweise sogar angeschwollen, so dass vom Augapfel nicht mehr viel zu sehen ist. Das Auge tränt und juckt, weshalb die Katze häufig mit der Pfote darüber wischt. Oft kneift sie das betroffene Auge auch zu. Der Ausfluss ist meistens eitrig.
Behandlung: Eine reine Bindehautentzündung muss zunächst immer lokal mit antibakteriellen oder antiviralen Salben und Tropfen versorgt werden. Nur so ist ein ausreichender Wirkspiegel des Medikaments am Ort des Geschehens gewährleistet.

Die Salbe oder die Tropfen sollten mindestens zweimal täglich, besser noch öfters, ins Auge eingebracht werden. Sekret oder angetrocknete Krusten müssen vorher schonend entfernt werden.

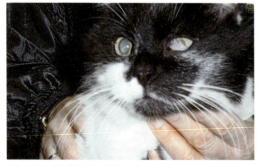

Einseitiger Nickhautvorfall.

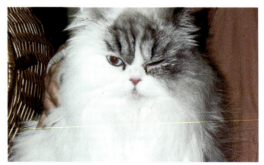

Zukneifen des Auges – ein typisches Symptom bei Bindehautentzündung.

Erkrankungen der Hornhaut

Hornhautverletzungen

Leitsymptome
→ Zukneifen des Auges
→ Tränenfluss

Allgemein: Hornhautverletzungen entstehen, wenn Äste oder Zweige die Hornhaut streifen, durch eingespießte Fremdkörper wie Dornen oder Stacheln und durch Pfotenhiebe bei ernsthaften, aber auch nur spielerischen Auseinandersetzungen mit Artgenossen.
Symptome: Sie äußern sich durch schmerzhaftes Zukneifen des Auges, starkes Tränen und Lichtscheue. Der Schmerz und die Lichtempfindlichkeit veranlassen manche Katzen, sich in einer dunklen Ecke zu verkriechen.
Diagnose: Die Verletzung und ihr Ausmaß können beim Tierarzt durch Einträufeln eines Farbstoffs, der die verletzten Bereiche grün schimmern lässt, deutlich gemacht werden.
Behandlung: Es sollte möglichst häufig eine antibiotische und eine Vitamin-A-haltige Salbe im Wechsel ins Auge eingebracht werden. Vitamin A hilft, die Hornhaut zu regenerieren. Wegen der Lichtempfindlichkeit empfiehlt sich die Haltung des Patienten im Haus, möglichst in abgedunkelten Räumen.

Die völlige Heilung einer größeren Hornhautverletzung nimmt in der Regel 3 bis 4 Wochen in Anspruch. Der Heilungsverlauf muss in wöchentlichen Abständen durch den Tierarzt kontrolliert werden. Verläuft er zu langsam, kann die operative zeitweilige Abdeckung des Auges erforderlich werden.

Hornhautentzündung

Leitsymptom
→ Bindehautentzündung
→ mattes Auge

Allgemeines: Diese auch als Keratitis bezeichnete Entzündung kann mechanisch durch einen reibenden Fremdkörper auf der Hornhautoberfläche oder auch infektiös (Schnupfen!) bedingt sein.
Symptome: Neben typischen Symptomen einer Bindehautentzündung fällt eine milchige Trübung der sonst klaren Hornhaut auf. Stark gefüllte Äderchen sind an ihrem weißen Rand bzw. eventuell auch im Bereich der gefärbten Iris zu erkennen. Lichtscheue und Schmerz sind stärker ausgeprägt als bei einer reinen Bindehautentzündung. Das Auge wird krampfhaft geschlossen gehalten.
Behandlung: Lokal mit antibiotischen Mitteln, die zusätzlich eine entzündungshemmende Komponente enthalten. Der Aufenthalt in einem abgedunkelten Raum wirkt sich günstig auf die Heilung aus.

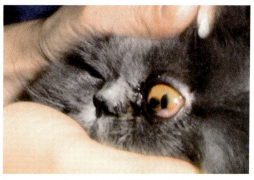

Hornhautentzündung durch Bildung einer schwarzen Schuppe („Cornea nigra") bei einer Perserkatze.

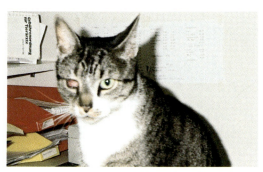

Operative Abdeckung durch die Nickhaut nach einer Hornhautverletzung.

Hornhautgeschwür

Leitsymptom
→ kraterförmiger rötlicher Bezirk auf der Hornhaut

Allgemeines: Hornhautgeschwüre sind gewissermaßen die Fortsetzung einer Hornhautentzündung in die Tiefe und haben demzufolge die gleichen Ursachen.

Symptome: Man erkennt einen kraterförmigen Defekt in der Hornhaut, eine milchige Stelle, die von einem roten, wallartigen Saum umgeben ist. Vom Rand des Augapfels aus wachsen Gefäße auf den Defekt zu.

Behandlung: Im Falle eines Geschwürs reicht die alleinige Anwendung von Salben oder Tropfen über einen längeren Zeitraum oft nicht aus. Eine schnellere Abheilung lässt sich erreichen, wenn das Auge für 2 bis 3 Wochen ganz verschlossen wird. Die angegriffene Hornhaut wird so vor äußeren Einflüssen wie beispielsweise Licht und Staub geschützt.

Da Katzen das Tragen einer Augenklappe nicht akzeptieren, muss der Verschluss operativ mittels Anlegen einer so genannten Bindehautschürze geschehen. Dazu wird das dritte Augenlid mit wenigen Stichen am Oberlid festgenäht und dadurch das Auge vollständig abgedeckt. Modifikationen dieser grundlegenden Technik sind vom jeweiligen Tierarzt abhängig.

Auf das verschlossene Auge sind trotzdem die vom Tierarzt verordneten Salben aufzubringen, da diese durch die Bindehaut zu dringen vermögen.

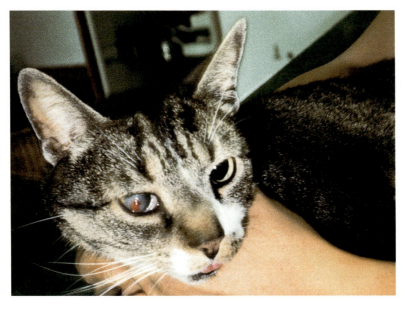

Hornhautgeschwür.

Erkrankungen der Ohren

▶ Ohrmilbenbefall

Leitsymptome
➜ Juckreiz an den Ohren
➜ braunes Sekret im Gehörgang

Allgemeines: Eine der häufigsten Ursachen einer Entzündung des äußeren Gehörgangs ist der Befall mit Ohrmilben, auch als „Ohrräude" bezeichnet. Die Milben (*Otodectes cynotis*) schmarotzen speziell nur im Gehörgang. Sie werden von Katze zu Katze, hierbei bevorzugt von der Mutter auf die Welpen, oder auch von Hund zu Katze und umgekehrt übertragen.
Symptome: Die Ohrräude ist meistens in beiden Ohren lokalisiert. Dort findet sich vermehrtes dunkelbraunes Sekret, das zu harten, borkigen Krusten eintrocknet. Die Katze kratzt sich intensiv an den Ohren, schüttelt häufig den Kopf und legt die Ohren zurück.
Diagnose: Mit Hilfe eines Otoskops, eines speziellen Trichters mit Lupe und Beleuchtung, kann der Tierarzt die Milben in der Tiefe des Gehörgangs sehen. Die Milben selbst sind weiß und mit bloßem Auge nicht wahrnehmbar; das braune Sekret ist vermehrt produziertes Ohrenschmalz, vermischt mit den Abfallprodukten der Milben.
Behandlung:
– Lokal werden Salben oder Lotionen mit insektizider Wirkung, beispielsweise Orisel, mindestens alle zwei Tage ins Ohr eingebracht. Vorheriges Reinigen der Ohren und Entfernen der Krusten mit einem angefeuchteten Wattebausch oder eventuell mit Wattestäbchen ist angebracht. Die Behandlung ist so lange durchzuführen, bis kein braunes Sekret mehr bemerkbar ist.
– Spot-on-Präparate wie Stronghold oder Advocate werden ein- bis zweimal im Nacken appliziert.

▶ Entzündung des äußeren Gehörgangs

Leitsymptome
➜ Schütteln des Kopfes
➜ vermehrtes Sekret in den Ohren

Allgemeines: Entzündungen des äußeren Gehörgangs sind bei der Katze, wenn nicht durch Ohrmilben, meist durch Bakterien verursacht. Auch gutartige Wucherungen im Gehörgang, die den Gehörgang blockieren, spielen hierbei eine Rolle und entstehen wiederum durch chronische Entzündungen.
Symptome: Sie sind die gleichen wie bei Ohrmilbenbefall. Meistens ist jedoch nur ein Ohr betroffen.
Diagnose: Durch Besichtigung des Gehörgangs mit dem Otoskop.
Behandlung: Lokal mit antibiotischen Ohrentropfen mit entzündungshemmender Komponente. Wucherungen müssen chirurgisch beseitigt werden, wobei unter Umständen der äußere Gehörgang erweitert werden muss, um den Zugang zur Wucherung zu ermöglichen. Das bedeutet, dass ein kleiner Teil der Außenwand des Gehörgangs entfernt wird. Günstiger Nebeneffekt dieser Operation ist eine bessere Belüftung des Ohres und leichterer Abfluss von Ohrenschmalz, so dass die Entzündung schneller abheilt. Daher wird die chirurgische Erweiterung des äußeren Gehörgangs als letzte Konsequenz auch bei chronischen Ohrenentzündungen angewandt.

Mittelohrentzündung

Leitsymptom
→ Kopfschiefhaltung

Allgemeines: Grundsätzlich ist ein Übergreifen der Entzündung vom äußeren Gehörgang auf das Mittelohr als Komplikation möglich, häufig geht die einseitige Mittelohrentzündung jedoch vom Nasen-Rachen-Raum aus, zu dem eine Verbindung über die Eustachische Röhre besteht.
Symptome: Zu Kratzen am Ohr und Schütteln des Kopfes kommt typischerweise das Schiefhalten des Kopfes hinzu. Regelrechte Gleichgewichtsstörungen, die sich in taumelndem Gang, unsicherem Springen oder Drehen um die eigene Achse zeigen, sind möglich. Vermehrtes Sekret ist äußerlich nicht unbedingt sichtbar.
Diagnose: Durch Betrachten des Gehörgangs bis zum Trommelfell mit dem Otoskop.
Behandlung: Eine lokale Behandlung ist in diesem Fall nicht ausreichend. Die innerliche Gabe von Antibiotika und Cortison gleichzeitig über zwei Wochen und länger ist nötig, um die Erkrankung zu heilen.

Othämatom

Leitsymptom
→ Schwellung der Ohrmuschel

Allgemeines: Das Othämatom ist ein Bluterguss in der Ohrmuschel. Er entsteht, wenn heftiges Kopfschütteln oder Kratzen ein Gefäß in der Ohrmuschel zum Platzen gebracht hat.
Symptome: Das Blut kann sich nicht ins umliegende Gewebe verteilen und staut sich zwischen Ohrknorpel und Haut an, mit dem Resultat, dass die Ohrmuschel unförmig anschwillt. Beim Betasten des Ohres spürt man die polsterartige Flüssigkeitsfüllung.
Behandlung: Die Beseitigung des Othämatoms ist nur durch einen operativen Eingriff möglich. Über einen Schnitt in die Ohrmuschel kann das Blut entfernt werden. Anschließend werden Ohrknorpel und Haut so miteinander vernäht, dass sich kein neuer Zwischenraum zur Blutansammlung bilden kann. Die Nachsorge bei dieser Operation beinhaltet das Tragen eines Halskragens, um weiteres Schütteln, Schlagen oder Kratzen zu unterbinden. Ursächlich existierende Ohrenentzündungen müssen gleichfalls behandelt werden.

Wird kein chirurgischer Eingriff vorgenommen, entwickelt sich aus dem Orthämatom ein so genanntes „Blumenkohlohr": Die Ohrmuschel zieht sich zusammen und verformt sich mit einer höckerigen Oberfläche.

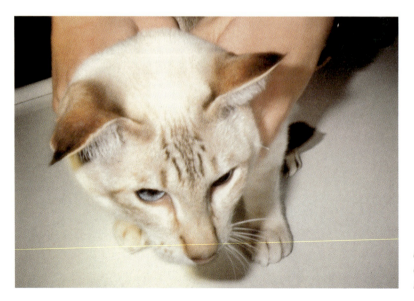

Othämatom am rechten Ohr mit deutlich sichtbarer Schwellung.

Erkrankungen des Verdauungstraktes

▶ Erkrankungen der Zähne und des Kiefers

Verletzungen der Zähne

In erster Linie von Verletzungen betroffen sind die großen Eckzähne, die als Canini bezeichnet werden. Der Besitzer stellt plötzlich fest, dass einer dieser Zähne im Ober- oder Unterkiefer abgebrochen ist. Heftige Stöße, z.B. bei Autounfällen oder Stürzen, sind für solche Verletzungen verantwortlich.

In schlimmeren Fällen treten gleichzeitig auch Kieferbrüche, vor allem Unterkieferbrüche auf, wobei eventuell die Eckzähne nicht abgebrochen, sondern nur „verlagert" sind: Sie ragen dann beispielsweise schräg aus dem Maul heraus. Hier sei angemerkt, dass einfache Kieferbrüche durch Anlegen einer so genannten **Cerclage**, einer Drahtschlinge um die Canini, fixiert werden können. Damit werden die Zähne wieder in die richtige Position gebracht.

Die Reste eines abgebrochenen Zahnes müssen dann entfernt werden, wenn der Wurzelkanal durch das Abbrechen eröffnet ist, dadurch Keime in die Wurzelhöhle gelangen und eine Zahnwurzelentzündung verursachen. In diesem Fall muss der restliche Zahn unter Allgemeinnarkose gezogen werden. In vielen Fällen jedoch kommt es trotz eröffneter Wurzelhöhle nicht zu einer Entzündung, so dass dann auch kein Eingriff notwendig ist.

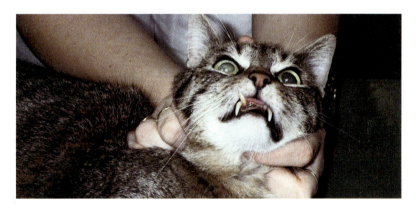

Lockere Eckzähne.

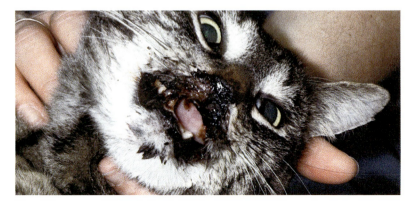

Abgebrochene Eckzähne und Unterkieferbruch nach einem Autounfall.

Zahnstein

Leitsymptome
→ graubrauner Zahnbelag
→ Mundgeruch

Allgemeines: Zahnstein ist in der Regel mit einer Zahnfleischentzündung vergesellschaftet, da die Auflagerungen am Zahnfleischrand scheuern.

Das Auftreten von Zahnstein ist einerseits altersabhängig – bei Katzen ab acht Jahren ist Zahnbelag eher die Regel denn die Ausnahme – zum andern scheint Zahnstein auf einer erblichen Veranlagung zu beruhen. Bei einigen Katzenrassen, besonders bei Perserkatzen, zeigt sich Zahnbelag schon im Alter von zwei bis drei Jahren. Auch die Fütterung spielt eine Rolle: Trockenfutter führt zu stärkerem mechanischem Abrieb an den Zähnen und folglich weniger Zahnstein.

Symptome: Aus anfänglich gelblichen, bakterienhaltigen Belägen bildet sich durch die Einlagerung von Kalksalzen graubrauner, harter Zahnstein, von dem der Zahn vollkommen bedeckt sein kann. Diese Entwicklung wird von unangenehmem Mundgeruch begleitet. Die Futteraufnahme ist jedoch selten beeinträchtigt.

Behandlung: Der Zahnstein kann manuell mit speziellen Instrumenten, bei geduldigen Katzen in geringem Umfang auch ohne Narkose, entfernt werden. Gründlicher geschieht dies mit Hilfe eines Ultraschallgerätes, wie aus der Zahnarztpraxis bekannt. Dann ist allerdings eine Narkose unerlässlich.

Vorbeugung: Zähneputzen ist bei fast allen Katzen unmöglich. Die Fütterung von Trockenfutter kann, wie erwähnt, den Zahnbelag mindern. In der Regel werden die Zähne bei der jährlichen Impfung vom Tierarzt kontrolliert. Er wird dann gegebenenfalls zur Zahnsteinentfernung raten.

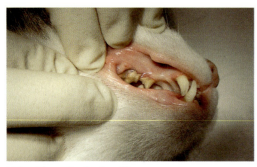

Zahnstein an den Backenzähnen.

Zahnfleischentzündung

Leitsymptome
→ gerötetes Zahnfleisch
→ Schmerzen bei der Futteraufnahme
→ Speicheln

Allgemeines: Neben den Zahnfleischentzündungen als Folge von Zahnbelag existieren auch Zahnfleischentzündungen primär infektiösen Ursprungs. Deshalb sollte bei langwierigen Zahnfleischentzündungen immer die Möglichkeit einer Leukose- oder einer FIV-Infektion als Ursache (siehe Seiten 45, 47) überprüft werden.

Während des Zahnwechsels kommt es ebenfalls zu Zahnfleischentzündungen, was auch den schlechten Mundgeruch in dieser Phase erklärt.

Symptome: Leichte Zahnfleischentzündungen bereiten oft keine Schmerzen beim Fressen und können daher dem Besitzer lange verborgen bleiben. In schweren Fällen alarmiert die verringerte Futteraufnahme oder die totale Futterverweigerung den Katzenhalter.

Äußerlich tritt die Entzündung durch stark gerötete Zahnfleischränder entlang der Zähne in Erscheinung. Bereits leichter Druck führt zu Blutungen. Diese Säume können sowohl im Ober- als auch im Unterkiefer ausgeprägt sein, entlang sämtlicher Zähne und darüber hinaus bis in den Rachen reichen. Hier sieht man oft stark gerötete, geschwürige Veränderungen, die entsprechend schmerzhaft sind. Neben verminderter Fresslust und üblem Mundgeruch kann der Besitzer häufig auch noch vermehrten Speichelfluss feststellen.

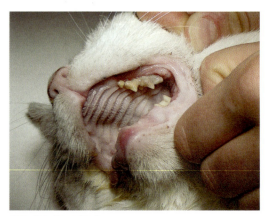

Zahnfleischentzündung.

Behandlung: Zunächst empfiehlt sich immer eine gründliche Säuberung der Zähne, nach Möglichkeit mit vorheriger Antibiotikagabe, um die gleichfalls an der Entzündung beteiligten Keime zu verringern. Bei chronisch wiederkehrenden Zahnfleischentzündungen können, neben Antibiotika, entzündungshemmende Medikamente (Cortison) und Interferon eingesetzt werden. Außerdem ist in Erwägung zu ziehen, sämtliche Zähne, zumindest alle Backenzähne, zu ziehen (extrahieren), da häufig danach die Entzündung verschwindet.

FORL (Feline Odontoklastische resorptive Läsionen)

Leitsymptome
→ Zahnfleischentzündungen
→ Zahnfleischwucherungen

Allgemeines: Früher wurden diese Veränderungen als eine Art Karies angesehen, mittlerweile weiß man, dass sie anderen Ursprungs sind. Sie beruhen offenbar auf einer Abwehrreaktion der Katze ihrer eigenen Zahnsubstanz gegenüber.
Symptome: Die Zahnsubstanz wird meistens am Übergang zum Zahnfleisch abgebaut. Gleichzeitig entzündet sich an diesen Stellen das Zahnfleisch. Zusätzlich beginnt es zu wuchern, um die Schmelzdefekte zu überdecken. Letztlich brechen die Zahnkronen ab und es bleiben nur schmerzempfindliche Zahnhalsreste zurück.
Behandlung: Es bleibt nur das Entfernen der betroffenen Zähne bzw. Zahnreste. Füllungstherapien, wie sie bei Karies angewandt werden, haben sich als wirkungslos erwiesen, da der weitere Abbau des Zahnes damit nicht aufgehalten werden kann.

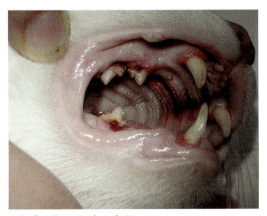

Zahnfleischentzündung bei FORL.

Zahnwurzelentzündungen

Leitsymptome
→ gestörte Futteraufnahme
→ Schwellung des Zahnfleisches

Allgemeines: An einer Zahnwurzelentzündung sind immer Eitererreger, die von außen bis an die Wurzel vorgedrungen sind, beteiligt.
Symptome: Die Entzündung geht immer mit Schmerzen einher. Dies fällt dem Besitzer meist dadurch auf, dass die Katze das Futter interessiert aufsucht, vorsichtig kostet, sich dann aber trotz offensichtlichen Hungers abwendet, oder sie vermeidet den Schmerz beim Fressen, indem sie nur einseitig kaut. Der betroffene Zahn lässt sich bei näherer Untersuchung an der starken Rötung des Zahnfleisches und am möglichen Eiteraustritt am Zahnfleischrand leicht lokalisieren. Die Entzündung kann sich sogar soweit ausdehnen, dass eine Schwellung im Gesicht auftritt.
Behandlung: Mit Antibiotika und Schmerzmitteln werden die akuten Beschwerden gelindert. Außerdem sollte der betroffene Zahn schnellstmöglich gezogen werden, sofern das Risiko der dazu nötigen Narkose tragbar ist.

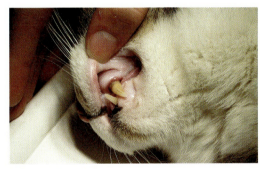

Zahnwurzelentzündung.

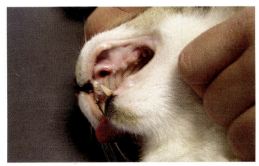

Zahnextraktion.

Erbrechen

Allgemeines: Erbrechen ist – wie auch Durchfall – eigentlich keine Krankheit, sondern nur Symptom einer Erkrankung.

Erbrechen bedeutet, dass nach würgenden Schluckbewegungen und Speicheln unter heftigem „Pumpen" mit der Bauchmuskulatur der Mageninhalt wieder aus dem Magen heraus befördert wird. Dabei kann es sich um mehr oder weniger verdautes Futter, Haarballen, Pflanzenteile, sonstige Fremdstoffe oder auch nur schaumige Flüssigkeit, eventuell mit gelber Galle vermischt, handeln. Die Zusammensetzung des Erbrochenen sowie der Zeitpunkt des Erbrechens (vor, während, nach der oder ohne Futternahme) ist von Bedeutung für den Vorbericht beim Tierarzt, der damit wertvolle Anhaltspunkte für die Diagnose erhält.

Ursachen: Sie können im Magen selbst liegen, aber auch gar nichts mit ihm zu tun haben.

Vom Magen ausgehend:
- zu viele Haare im Magen
- Futterunverträglichkeit
- eine Magenschleimhautentzündung (Gastritis)
- ein Fremdkörper im Magen (oder Darm)
- starker Wurmbefall (siehe Seite 75ff.)

Außerhalb des Magens:
- allgemeine Infektionen mit Fieber
- Unfälle
- Vergiftungen
- Darmentzündungen
- Verstopfung
- Lebererkrankungen
- Bauchspeicheldrüsenerkrankungen
- Nierenerkrankungen
- Diabetes mellitus (Zuckerkrankheit)

Deshalb können unter Umständen auch bei „simplem" Erbrechen eingehende Untersuchungen (Blutuntersuchung, Röntgenuntersuchung, Endoskopie, Ultraschalluntersuchung) notwendig sein, um eine Diagnose stellen zu können. Generell ist jedoch nicht wegen jeden Erbrechens ein Tierarztbesuch erforderlich, insbesondere wenn das Verhalten sonst unauffällig und der Appetit unvermindert ist.

Der Tierarzt sollte aufgesucht werden,
- wenn das Erbrechen nicht aufhört,
- wenn es über mehrere Tage hinweg oder in regelmäßigen Abständen auftritt,
- wenn es von anderen Störungen begleitet wird (Apathie, Fieber, Durchfall, Schmerzen).

Haarballen

Leitsymptom
→ Erbrechen

Allgemeines: Durch das tägliche Putzen und Lecken nimmt die Katze eine Menge Haare mit auf, die normalerweise größtenteils mit dem Kot ihren Verdauungstrakt wieder verlassen. Einen geringeren Teil davon gibt die Katze durch Erbrechen wieder von sich. Um den Brechreiz anzuregen, nimmt sie gerne noch Gras oder sonstige Pflanzenteile zu Hilfe.

Gelegentliches Erbrechen von Haaren, die zu festen Klumpen zusammengeballt sein können, ist insbesondere zur Zeit des Fellwechsels nicht weiter beunruhigend, in der Wohnung allerdings ziemlich unangenehm. Bleiben die Haare allerdings länger im Magen oder werden ständig zu viele Haare aufgenommen, wie das bei Katzen mit einem „Leckbauch" (siehe Seite 53) zwangsläufig der Fall ist, kommt es zu einer Magenschleimhautentzündung (Gastritis) (siehe Seite 73).

Diagnose: Durch Endoskopie, wenn nicht typische Haarballen im Erbrochenen auszumachen sind.

Behandlung und Vorbeugung: Der Bildung von Haarballen im Magen und damit auch dem Erbrechen kann vorgebeugt werden durch spezielle Pasten (z.B. Catlax, Bezopet), die die Haare so einhüllen, dass der Abtransport in Richtung Darm erleichtert wird. Dank ihrer geschmacklichen Qualität werden diese Pasten von vielen Katzen als „Leckerli" akzeptiert.

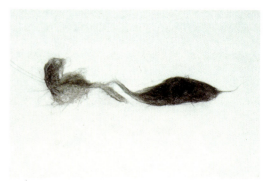

Erbrochener Haarballen.

Magenschleimhautentzündung (Gastritis)

Leitsymptom
→ regelmäßiges Erbrechen von Futter oder Schleim

Allgemeines: Leichte Schleimhautreizungen, die sich in ein- oder mehrmaligem Erbrechen bei ansonsten ungestörtem Allgemeinbefinden äußern, sind in der Regel kein Grund zur Besorgnis und legen sich oft von allein. Tritt jedoch täglich Erbrechen auf, sollte der Tierarzt zu Rate gezogen werden.
Diagnose: Nach Ausschluss von Ursachen, die außerhalb des Magens zu finden sind, ist die Endoskopie zur Diagnose am besten geeignet. Durch die Betrachtung des Magens von innen können Art und Umfang der Schleimhautreizung, die sogar bis zum Geschwür gehen kann, beurteilt werden.

Sind Haarballen als Ursache im Magen vorhanden, können diese zugleich mittels einer kleinen Zange entfernt werden. Weiterhin kann der Tierarzt zur histologischen und bakteriologischen Untersuchung winzige Proben aus der Schleimhaut entnehmen.
Behandlung: Rein symptomatisch lassen sich Magenschleimhautentzündungen durch eine ganze Reihe von Medikamenten lindern, z.B. mit Präparaten, die den Abtransport des Inhalts in Richtung Darm fördern (z.B. Paspertin-Tropfen), solchen, die die Magensäure binden (z.B. Maaloxan) oder ihre Produktion hemmen (z.B. Ranitidin) und in schweren Fällen auch mit Cortison zur Entzündungshemmung.

Sie werden in ihrer Wirkung unterstützt durch eine den Magen schonende, besonders leicht verdauliche Kost (mageres Hühner- oder Rinderfleisch mit gekochtem Reis oder spezielle Dosen- und Trockenfutter). Die Unverträglichkeit bestimmter Futterinhaltsstoffe stellt zudem eine häufige Ursache für chronische Gastritiden dar, sodass in manchen Fällen allein schon eine Futterumstellung (siehe Fütterung) als Behandlung ausreichen kann.

Fremdkörper im Magen oder Darm

Leitsymptome
→ Erbrechen
→ Abgeschlagenheit

Allgemeines: Besonders junge, verspielte Katzen haben die Neigung, ungenießbare Teile aus Kunststoff oder Gummi, seltener auch aus Metall, die sie zuvor als Spielzeug benutzt haben, anschließend zu fressen. Diese unverdaulichen Teile können, wenn sie nicht sofort wieder erbrochen werden, unter Umständen einen lebensgefährlichen Darmverschluss bewirken.
Symptome: Zunächst wird Mageninhalt erbrochen, später nur noch Flüssigkeit. Futteraufnahme sowie Kotabsatz fehlen, beim Hochheben des Tieres zeigt es häufig Schmerzäußerungen (aus dem Bauchbereich herrührend), die Katze wird zusehends apathischer.
Diagnose: Sie erfolgt durch eine Röntgenuntersuchung mit Kontrastmittel. Eine Passagebehinderung des Kontrastmittels auf dem Röntgenbild zeigt den vollständigen oder unvollständigen Verschluss an, der durch einen Fremdkörper oder eine durch ihn ausgelöste Darmverschlingung verursacht sein kann.
Behandlung: Wird ein vollständiger Darmverschluss nicht operativ behoben, stirbt die Katze an Kreislaufversagen.

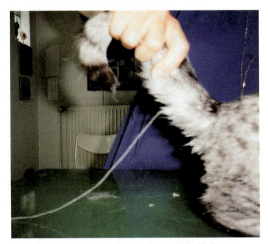

Fremdkörper im Darm: ein „verdauter" Bindfaden.

▶ Durchfall

Allgemeines: Der Begriff Durchfall beinhaltet, dass sowohl die Menge des Kotes vermehrt ist als auch ein häufigerer Kotabsatz erfolgt. Konsistenz und Farbe sind im Vergleich zum normalen Kot verändert. Die Beimengung von frischem Blut wird gelegentlich beobachtet, ist aber nicht so bedenklich, wie es auf den ersten Blick scheint. Da dem Durchfall oft eine Entzündung des Darmes zu Grunde liegt, ist dementsprechend die Durchblutung der Darmschleimhaut verstärkt. Die gut gefüllten Gefäße in der Darmwand reißen beim Pressen auf Kot leicht ein und bluten ins Darminnere. Frisches rotes Blut entstammt dabei den letzten Abschnitten des Darmes, dem Dick- oder dem Mastdarm, während Blutungen im vorderen Bereich, im Dünndarm, den Kot schwärzlich-teerartig aussehen lassen.

Durchfall kann bei ansonsten völlig ungestörtem Allgemeinbefinden für wenige Tage bestehen und auch wieder verschwinden. Er kann aber auch mit schweren Allgemeinstörungen (Apathie, Fieber, Erbrechen) einhergehen. Oft begleiten ihn Blähungen und Schmerzen im Bauchbereich. Bei längerer Dauer führt er auch zu Abmagerung und Austrocknung des Tieres.

Ebenso wie beim Erbrechen muss zwischen Ursachen für Durchfall innerhalb und außerhalb des Darmes unterschieden werden:

Im Darm lokalisierte Ursachen für Durchfall:
- verdorbenes oder falsches Futter (u.a. auch Milch!)
- Viren
- Bakterien
- Parasiten
- allergische Reaktionen
- Tumore
- Entzündungen

Erkrankungen außerhalb des Darmes, die von Durchfall begleitet sein können:
- Allgemeininfektionen (Katzenseuche, Leukose)
- Leber- und Bauchspeicheldrüsenerkrankungen
- Diabetes mellitus (Zuckerkrankheit)
- Schilddrüsenüberfunktion
- Vergiftungen

Die Darmzellen werden so stark geschädigt, dass sie ihrer Aufgabe, dem Futter Nährstoffe und Wasser zu entziehen, nicht mehr nachkommen können. Vorrangig bedrohlich ist daher bei akuten Durchfällen der **Flüssigkeitsverlust**, der durch Austrocknung sogar zum Tode führen kann. Erst bei chronischem Durchfall bekommt der **Nährstoffverlust** Bedeutung. Vor allem der Eiweiß- und Vitaminverlust äußert sich durch Abmagerung und stumpfes Fell.

Diagnose (bei chronischem Durchfall): Kot- und Blutuntersuchungen, Röntgen, Ultraschall, Endoskopie.

Behandlung: Rein symptomatisch wird gegen **akuten** Durchfall nach folgendem Behandlungsprinzip vorgegangen:
- Keine feste Nahrung für ein bis zwei Tage, damit der Darm sich erholen kann, stattdessen Zufuhr von viel Flüssigkeit, die Salze und Zucker enthält. Solche speziellen Elektrolytlösungen wie auch Pulver oder Tabletten zum Stoppen des Durchfalls hält der Tierarzt in seiner Apotheke bereit.
- Kohletabletten schaden zwar nicht, zeigen aber wenig Wirkung.
- Besonders bei gleichzeitigem Erbrechen und bei Welpen besteht die Gefahr der Austrocknung, die die intravenöse Gabe von Flüssigkeit durch den Tierarzt notwendig macht.

Bei **chronischem** Durchfall müssen weitere Untersuchungen (s.o.) zur Ermittlung der Ursache durchgeführt werden. Hier empfiehlt es sich, dem Tierarzt direkt eine Kotprobe mitzubringen. Der jeweiligen Ursache entsprechend erfolgt dann eine Behandlung durch die Gabe von Wurmkuren, Antibiotika, entzündungshemmenden Medikamenten oder auch eine Futterumstellung.

Wurmbefall

Übersicht über die gängigsten Präparate zur Entwurmung von Katzen			
Medikament	**Verabreichung**	**Bandwurm**	**Spul - und Hakenwurm**
Droncit (Bayer)	Tablette, Spot-on, Injektion	+++	-
Drontal (Bayer)	Tablette	+++	+++
Milbemax (Rhone Merieux)	Tablette	+++	+++
Panacur (Höchst)	Tablette, Paste	+	+++
Flubenol (Janssen)	Paste	+	+++
Vermicat (CEVA)	Paste	+	+++
Banminth (Pfizer)	Paste	-	+++
Profender (Bayer)	Spot-on	+++	+++

Spot-on-Präparate, die gegen Milben- und Flohbefall sowie gleichzeitig auch gegen Spul- und Hakenwürmer wirken:
- Stronghold (Pfizer)
- Advocate (Bayer)

Spulwürmer

Leitsymptome
→ wiederkehrender Durchfall
→ Erbrechen (auch von Würmern)

Allgemeines: Spulwürmer sind 6 bis 10 cm lange, getrenntgeschlechtliche Fadenwürmer, die in ihrer Gestalt an Spaghetti erinnern. Ihre Eier werden mit dem Katzenkot ausgeschieden und sind mit bloßem Auge nicht wahrnehmbar. Die erwachsenen Würmer kommen gelegentlich im Kot oder in Erbrochenem zum Vorschein.

Zwei Arten werden bei der Katze gefunden: Neben *Toxocara cati*, einer nur bei Feliden vorkommenden Spulwurmart, spielt noch *Toxascaris leonina* eine Rolle. Letztere Art befällt allerdings vor allem Hunde. Die Katze infiziert sich oral durch ihren eigenen oder den Kot anderer Katzen bzw. Hunde. Da Katzen ihren Kot zu verscharren pflegen, ist dieser Übertragungsweg nicht unbedingt sehr häufig. Spulwürmer können aber noch auf anderen Wegen verbreitet werden.

Aus den Eiern entwickeln sich über mehrere Larvenstadien neue Spulwürmer, was teilweise noch in der Außenwelt, teilweise in der Katze geschieht. Die einzelnen Larvenstadien unternehmen nach ihrer Aufnahme in den Darm ausgedehnte Wanderungen durch den Katzenkörper. So wandern sie über die Leber in die Lungen und von dort die Luftröhre hinauf bis ins Maul, wo sie erneut abgeschluckt werden. Erst danach haben sie ein geschlechtsreifes Stadium erreicht, und die Weibchen beginnen im Darm mit der Eiablage. Ein Teil der Larven verlässt jedoch die Lungen nicht über die Luftröhre, sondern lässt sich mit dem Blutstrom in die Muskulatur schwemmen. Dort verharren die Larven dann in einer Art Ruhestadium. Sie werden bei weiblichen Katzen erst durch die hormonelle Umstellung wieder aktiviert, wenn die Katze trächtig wird. Dann begeben sie sich erneut auf Wanderschaft in die Milchdrüse, wo sie mit der Muttermilch von den säugenden Welpen aufgenommen werden. Diese Ruhelarven werden nicht durch alle Wurmmittel abgetötet und bleiben lange infektionsfähig, so dass sie zur Infektion mehrerer Würfe führen können (tritt keine Trächtigkeit mehr ein, sterben sie, wie beim Kater, nach einiger Zeit ab).

Dieser Übertragungsweg erklärt, warum gerade **Jungkatzen** häufig von Spulwurmbefall betroffen sind. Deshalb sollten alle Katzenwelpen prophylaktisch nach dem Absetzen mit einem Mittel gegen Spulwürmer behandelt werden (siehe Tabelle). Da die meisten Medikamente nur die erwachsenen Würmer, aber nicht die Jugendstadien erfassen, ist in der Regel eine Wiederholung der Behandlung erforderlich.

Erwachsene Katzen können sich durch das Fressen von Beutetieren erneut mit Spulwürmern infizieren. Werden nämlich Spulwurm-Eier versehentlich von anderen Tieren – Mäuse und Vögel spielen hier eine wesentliche Rolle – aufgenommen, bleiben sie in deren Muskulatur in einem Ruhestadium lange infektiös.

Gefahr für den Menschen: Auch der Mensch kann solche Wanderlarven beherbergen, was manchmal heftige Krankheitserscheinungen hervorrufen kann. Hierbei sind allerdings die Wanderlarven des Hundespulwurmes weitaus gefährlicher als die Larven des Katzenspulwurms. Kinder sind für solche Infektionen empfänglicher als Erwachsene. Daher sollte, besonders wenn Katzen und Kinder in einem Haushalt leben, durch Kotuntersuchungen beim Tierarzt oder durch regelmäßige Entwurmungen sichergestellt werden, dass die Katze frei von Spulwürmern ist. Eine regelmäßige Reinigung des Katzenklos ist, auch wenn die Tiere nur gelegentlich freien Auslauf haben, unerlässlich.

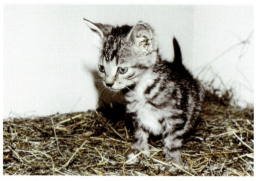

Struppige Jungkatze mit Wurmbefall.

Symptome: Bei starkem Wurmbefall kommen die „spaghettiförmigen" Spulwürmer im Kot oder nach Erbrechen, das gleichfalls dadurch ausgelöst werden kann, ans Tageslicht und vereinfachen die Diagnose. Wechselnder Durchfall und Blähungen, keine Gewichtszunahme bei Welpen oder sogar Gewichtsverlust können weitere Hinweise auf Spulwürmer sein.

Diagnose: Kotuntersuchung am besten von über 3 Tage gesammeltem Kot.

Behandlung: Entwurmen ist bereits nach der 2. Lebenswoche möglich und sinnvoll. Präparate sind in der Tabelle (Seite 75) aufgelistet.

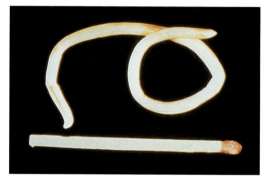

Spulwurm.

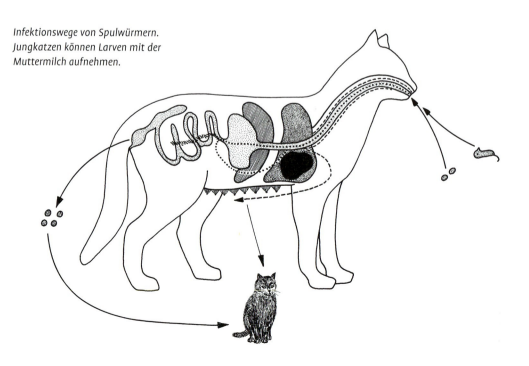

Infektionswege von Spulwürmern. Jungkatzen können Larven mit der Muttermilch aufnehmen.

Hakenwürmer

Leitsymptome
→ Durchfall
→ Blut im Kot

Allgemeines: Hakenwürmer sind wesentlich kleiner als Spulwürmer, nur etwa 1 bis 2 cm lang. Ihr Vorderende ist hakenförmig gekrümmt. Die Katze besitzt eine eigene Hakenwurmart, *Ancylostoma tubaeforme*, die nicht auf Hunde übertragbar ist.

Die erwachsenen Männchen und Weibchen leben im Dünndarm, wo sie aus kleineren Blutgefäßen Blut saugen. Starker Befall ruft außer blutigem Durchfall sogar Blutarmut hervor. In den mit dem Kot ausgeschiedenen Eiern entwickeln sich bereits in der Außenwelt erste Larven. Die Katze nimmt die Eier entweder direkt oral auf oder infiziert sich durch kleine Beutetiere, die „fehlgeleitete" Larven in ihrer Muskulatur enthalten. Darüber hinaus sind Hakenwurmlarven in der Lage, sich durch die Haut zu bohren und auf diese Weise selbständig in den Katzenkörper einzudringen.

Anschließend unternehmen sie eine ähnliche Wanderung durch den Körper wie die Spulwurmlarven, bevor sie nach etwa 3 Wochen als geschlechtsreife Würmer im Darm der Katzen schmarotzen.

Symptome: Prinzipiell ähneln die Symptome denjenigen des Spulwurmbefalls; typisch sind – wegen des „Wohnortes" der Hakenwürmer – frische Blutbeimengungen auch bei festem Kot.

Diagnose: Durch eine Kotuntersuchung.

Behandlung: Alle Mittel, die gegen Spulwürmer wirksam sind, vernichten auch Hakenwürmer.

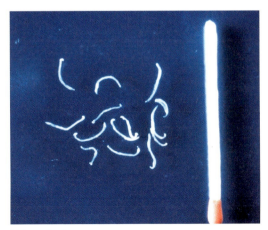

Hakenwürmer.

Bandwürmer

Leitsymptom
→ Bandwurmglieder („Reiskörner") im Analbereich
→ wechselnder Appetit
→ Abmagerung
→ Nickhautvorfall
→ Haarausfall am Rücken

Allgemeines: Bandwürmer sind die bei erwachsenen Katzen am häufigsten vorkommenden Würmer. Sie sind von abgeplatteter Gestalt, deutlich gegliedert und variieren in ihrer Länge von wenigen Zentimetern bis zu einigen Metern. Die beiden bei der Katze wichtigen Arten, der **Gurkenkernbandwurm** (*Dipylidium caninum*) und der **Katzenbandwurm** (*Hydatigera taeniaeformis*) sind allerdings nur bis zu 60 cm lang. Während der Gurkenkernbandwurm auch Hunde befällt, beschränkt sich der Katzenbandwurm auf die Katze. Beide Arten sind für den Menschen harmlos, jedoch können Katzen, wenngleich viel seltener als Hunde, auch Träger des für Menschen höchst gefährlichen, sehr kleinen und ganz kurzen **Fuchsbandwurmes** (*Echinococcus multilocularis*) sein. Diese Infektion wird deshalb bei den Zoonosen auf Seite 106 ausführlicher behandelt.

Bandwürmer bestehen aus einem Kopf, mit dem sie sich an der Darmwand anheften, und einer Kette von so genannten Gliedern, die sich an den Kopf anschließt. Jedes Glied trägt männliche und weibliche Geschlechtsorgane, die sich gegenseitig begatten. Die Glieder am Ende der Kette werden abgestoßen und gelangen mit dem Kot oder durch aktive Bewegung, zu der sie bis zu einem bestimmten Grad fähig sind, in die Außenwelt. Jedes Glied enthält Tausende von Eiern, mit denen sich aber eine Katze nicht erneut infizieren kann, da die Eier zu ihrer Weiterentwicklung einen so genannten **Zwischenwirt** benötigen. Bandwürmer müssen in ihrer Entwicklung immer einen Wirtswechsel vornehmen (siehe Zeichnung Seite 78). Der **Endwirt**, die Katze, beherbergt den erwachsenen Wurm, der sich über die Eier fortpflanzt, der **Zwischenwirt** enthält die nicht geschlechtsreifen Jugendstadien, die Larven (Finnen). Als Zwischenwirte, die die Glieder mit den Eiern fressen, fungieren beim Katzenbandwurm und beim Fuchsbandwurm vor allem Mäuse, beim Gurkenkernbandwurm **Flöhe** (siehe Seite 54). Durch Fressen der Mäuse oder Zerbeißen der Flöhe nimmt die Katze die Larven auf, und der Kreislauf schließt sich. Frühestens drei Wochen später beginnt der nunmehr im Katzendarm ausgereifte Bandwurm mit der Eiproduktion.

Symptome: Die Glieder können leicht mit bloßem Auge als kleine, platte, weiße Teilchen in der Umgebung des Afters wahrgenommen werden; im eingetrockneten Zustand gleichen sie Reiskörnern. Neben Durchfall und Erbrechen treten speziell bei Bandwurmbefall als besonders zu beobachtende Symptome auf: wechselnder Appetit, Abmagerung, Nickhautvorfall (siehe Seite 64) und Haarausfall am Rücken (siehe Seite 52).

Diagnose: Kotuntersuchung (wenn keine „Reiskörner" zu sehen sind).

Behandlung: Gegen alle Bandwurmarten einschließlich des Fuchsbandwurmes ist Praziquantel (Droncit®; Prazinex®) das hundertprozentig wirksame Mittel. Es gibt es in der bei Katzen wenig beliebten Tablettenform, aber mittlerweile auch zum Auftragen auf die Haut (Spot-on-Verfahren) und kann auch vom Tierarzt injiziert werden. Eine einmalige Gabe oder Injektion bringt den Bandwurm zur Auflösung. Gegen Spul- oder Hakenwürmer zeigt es keine Wirkung. Daher werden bei prophylaktischen Wurmkuren gerne kombinierte Präparate, die auch diese Wurmarten bekämpfen, eingesetzt.

Vorbeugung: Einen Schutz vor Neuansteckung bietet kein Medikament. Eine gezielte Behandlung gegen Bandwürmer ist immer dann angezeigt, wenn Bandwurmglieder bemerkt werden. Bei sehr jagdeifrigen Katzen kann dies durchaus mehrfach im Jahr auftreten.

Bei Flohbefall ist einen Monat nach Bekämpfung der Flöhe wegen ihrer Rolle als Zwischenwirt auch eine Bandwurmbehandlung ratsam.

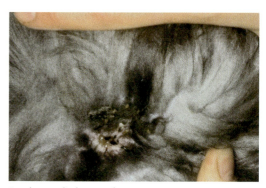

Bandwurmglieder am After.

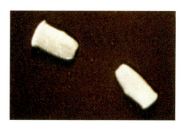

Bandwurmglied.

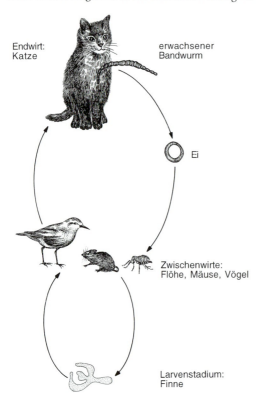

Entwicklungszyklus des Katzenbandwurms.

Einzellige Parasiten

Kokzidiose

Leitsymptome
→ heftige, wiederkehrende Durchfälle
→ blutiger Durchfall

Allgemeines: Bei Kokzidien handelt es sich um einzellige Parasiten, die besonders in größeren Katzenbeständen verbreitet sind. Junge Katzen, deren Immunsystem noch nicht voll ausgereift ist, sind besonders ansteckungsgefährdet.
Symptome: Heftiger, dabei auch blutiger Durchfall, der zunächst verschwindet, um nach kurzer Zeit wieder aufzutreten, kann durch Kokzidien hervorgerufen sein.
Diagnose: Kotuntersuchung.
Behandlung: Sulfonamide über mehrere Tage.

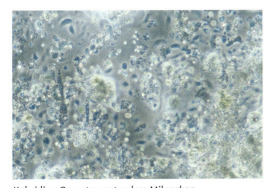

Kokzidien-Oozysten unter dem Mikroskop.

Giardiose

Leitsymptom
→ chronischer Durchfall

Allgemeines: Wie auch bei den Kokzidien handelt es sich bei Giardien um einzellige Parasiten und wiederum besonders gefährdet sind Jungtiere.
Symptome: Hier steht hartnäckiger Durchfall bei ansonsten ungestörtem Allgemeinbefinden und Appetit im Vordergrund.
Diagnose: Kotuntersuchung mit Hilfe eines speziellen Giardien-Tests.
Behandlung: Mittel aus der Humanmedizin gegen Einzeller (Metronidazol) über mehrere Tage.

Verstopfung

Leitsymptome
→ häufiges Aufsuchen der Katzentoilette
→ Pressen auf Kot ohne Erfolg

Allgemeines: Von diesem Problem sind vor allem ältere Katzen sowie Langhaarkatzen, die beim Putzen viele Haare aufnehmen, betroffen. Hierbei sammelt sich Kot in großen Mengen im Dickdarm an, wo er durch Wasserentzug weiter verfestigt wird.
Symptome: Die Katze sucht zwar das Katzenklo auf, es gelingt ihr aber trotz größter Anstrengung nicht, Kot abzusetzen. Das Pressen auf Kot ähnelt stark dem Pressen auf Harn, weshalb eine genaue Untersuchung der Katzenstreu notwendig sein kann, um zu differenzieren, ob die Katze beim Harn- oder beim Kotabsatz Probleme hat. Im Zweifelsfall sollte möglichst schnell der Tierarzt konsultiert werden, da sich ein Verschluss der Harnröhre lebensbedrohlich auswirken kann.

Bei Verstopfung schwindet auch der Appetit, die Katze ist teilnahmslos und verkriecht sich, von Bauchschmerzen geplagt. Auch Erbrechen kann auftreten.
Diagnose: Rektale Untersuchung, Röntgenuntersuchung.
Behandlung: Bemerkt der Besitzer Anzeichen einer Verstopfung, kann er durch die Gabe von einem Esslöffel abführend wirkendem Paraffinöl oder Speiseöl versuchen, Abhilfe zu schaffen. Auch das Einführen eines Babyklistiers (z.B. Mikroklist) in den After bewährt sich. Erfolgt jedoch trotz aller Bemühungen kein Kotabsatz, so muss der Tierarzt aufgesucht werden. Er wird die Verstopfung durch Einläufe oder manuelles Ausräumen des Darms, eventuell auch unter Narkose, beseitigen.
Vorbeugung: Katzen, die zur Darmträgheit neigen, sollten ballaststoffreich und fettarm ernährt werden. Zu diesem Zweck können dem Futter Weizenkleie oder Leinsamen, die es auch in Kapselform speziell für Hunde und Katzen gibt, untergemischt werden. Auch die Gabe von Milchzucker wirkt abführend.

Diätfuttermittel, die zur Gewichtsreduktion vorgesehen sind, fördern auf Grund ihres hohen Ballaststoffanteils ebenfalls die Darmtätigkeit.

Leberentzündung (Hepatitis)

Leitsymptom
→ Gelbsucht („Ikterus")
→ Appetitlosigkeit
→ Gewichtsverlust

Allgemeines: Da die Leber auf Grund ihrer Stoffwechsel- und Entgiftungsfunktion zwangsläufig mit allen in den Körper gelangten Fremdstoffen, auch infektiöser Art, konfrontiert wird, ist es nicht verwunderlich, wenn sie gelegentlich empfindlich reagiert. Die häufigsten Ursachen für Lebererkrankungen bei Katzen sind bakterielle und virale Infektionen sowie ein gestörter Fettstoffwechsel.

Symptome: Erstes Anzeichen ist oft Appetitlosigkeit, und zwar dergestalt, dass das Futter zunächst von der Katze scheinbar mit Appetit begutachtet, dann aber fast angeekelt abgelehnt wird. Sie verliert schnell auffallend an Gewicht.
Ferner zeigt die Katze möglicherweise vermehrten Durst sowie Abgeschlagenheit, Erbrechen und Durchfall.

Das klassische Symptom, die Gelbfärbung der Haut und der Schleimhäute, tritt nicht zwangsläufig auf. Diese kommt durch eine Anhäufung von Gallenfarbstoffen im Körper zu Stande. Die in der Leber produzierte Galle enthält vor allem diese Farbstoffe, die als Abbauprodukte des roten Blutfarbstoffs ständig anfallen. Liegt eine Funktionsstörung der Leber vor, so werden die Gallenfarbstoffe nicht wie sonst mit dem Kot ausgeschieden, sondern reichern sich im Blut an.

In besonders schweren Fällen einer Hepatitis können auch komatöse Zustände eintreten.

Diagnose: Wegen der – mit Ausnahme der Gelbsucht – unspezifischen Symptome müssen zur Diagnose immer verschiedene Blutwerte („Leberwerte") herangezogen werden, die gegebenenfalls durch Röntgen- und Ultraschalluntersuchungen und sogar Probenentnahme von Lebergewebe zu ergänzen sind.

Behandlung: Für die Behandlung und die Prognose ist es wichtig herauszufinden, ob es sich um eine **akute** oder eine **chronische** Hepatitis handelt. Eine akute Form hat größere Tendenzen wieder auszuheilen, da die Leberzellen eine sehr gute Regenerationsfähigkeit besitzen. Chronische Leberentzündungen hingegen neigen dazu, trotz Therapie fortzuschreiten. Das funktionierende Lebergewebe wird dabei abgebaut und durch Bindegewebe ersetzt, so dass die Leber eventuell auch größenmäßig schrumpft. Dieser Prozess wird auch als **Leberzirrhose** bezeichnet.

Die Behandlung orientiert sich am Verlauf und Schweregrad der Erkrankung. Leichte Formen werden mit Antibiotikagaben über drei Wochen mit begleitender Diät (siehe unten) bekämpft. Schwere Fälle erfordern eine stationäre intensive Therapie mit Glukose- und Aminosäuregaben im Dauertropf. Ein chronisch fortschreitender Verlauf rechtfertigt den Einsatz von Cortison, um der Entzündung Einhalt zu gebieten.

Eine geeignete Ernährung bei Lebererkrankungen enthält hochwertiges Eiweiß, das aus magerem Fleisch, Fisch oder Milchprodukten stammt, und wenig Fett. Dies kann der Besitzer entweder selbst zubereiten oder er greift auf spezielle Diätfutter vom Tierarzt zurück, die vielfach eher von der Katze akzeptiert werden. Bei völliger Futterverweigerung kann sogar die Zwangsfütterung nötig sein.

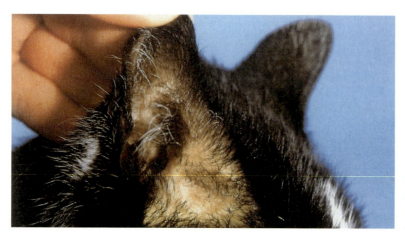

Hochgradige Gelbsucht (Ikterus) infolge einer Leberentzündung: Die Haut zeigt die typische Gelbfärbung.

Bauchspeicheldrüsenentzündung

Leitsymptome
→ akut: Erbrechen, Appetitlosigkeit, Bauchschmerzen
→ chronisch: Durchfall, Blähungen, Gewichtsverlust

Allgemeines: Die Ursachen für eine Bauchspeicheldrüsenentzündung sind meistens nicht zu klären („idiopathisch"). Unterschieden werden muss, auch hinsichtlich der Symptomatik, zwischen der **akuten** und der **chronischen** Form, wobei Letztere wahrscheinlich aus der Ersten resultiert, die oft unbemerkt bleibt.
Symptome: Die akute Bauchspeicheldrüsenentzündung fällt kaum auf, da sie sich sehr unspezifisch in Erbrechen, Appetitlosigkeit und eventuell Bauchschmerzen äußert, alles Anzeichen, die auch völlig harmloser Natur sein können und denen daher nicht sofort mit großem Aufwand begegnet wird.

Wesentlich spezifischer und auffälliger präsentiert sich die chronische Verlaufsform: Da infolge der länger bestehenden Entzündung nicht mehr genügend Verdauungsfermente von der Bauchspeicheldrüse abgegeben werden, gelangen Kohlenhydrate, Fette und Eiweiß unzerlegt in den Darm, der sie in dieser Form nicht aufnehmen kann. Die Folgen sind ständiger Durchfall, Blähungen und Gewichtsverlust.

Das Aussehen des in großer Menge abgesetzten Kotes liefert den ersten Anhaltspunkt für eine gestörte Bauchspeicheldrüsenfunktion: Er ist hell und von fettiger Konsistenz.
Diagnose: Blutuntersuchung, Ultraschalluntersuchung.
Behandlung: Bei der akuten Entzündung darf die Katze, um der Bauchspeicheldrüse jede Beanspruchung zu ersparen, ein paar Tage keine Nahrung zu sich nehmen und muss daher mit Infusionen versorgt werden.

Im Falle der chronischen Bauchspeicheldrüsenentzündung müssen die ungenügend erzeugten Verdauungsfermente ersetzt werden. Sie sind, aus Bauchspeicheldrüsen von Schlachttieren gewonnen, als Pulver oder Granulat in der Apotheke erhältlich. Zusätzlich korrigieren längere Antibiotikagaben die gleichzeitige krankhafte Bakterienbesiedlung im Darm.

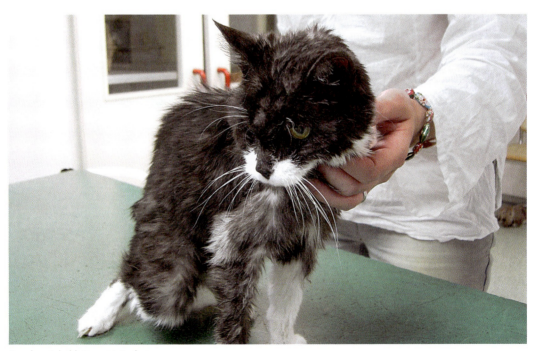

Bauchspeicheldrüsenentzündung.

Diabetes mellitus (Zuckerkrankheit)

Leitsymptome
→ vermehrter Durst
→ Abmagerung bei guter Futteraufnahme

Allgemeines: Der Begriff „Zuckerkrankheit" kennzeichnet bereits die zu Grunde liegende Störung: einen überhöhten Blutzuckerspiegel. Der Blutzuckerspiegel hängt von der Nahrungszufuhr ab und wird normalerweise in engen Grenzen konstant gehalten. Die Bauchspeicheldrüse produziert ein Hormon, das **Insulin**, das für den Abbau des mit der Nahrung ins Blut gelangten Zuckers sorgt. Liegt nun ein Mangel an Insulin vor, beispielsweise weil die produzierenden Zellen in der Bauchspeicheldrüse auf Grund einer Entzündung geschwunden sind, kann der Zucker nicht verwertet und zur Deckung des täglichen Energiebedarfs herangezogen werden. Übergewicht stellt genau wie beim Menschen einen Risikofaktor für Diabetes bei Katzen dar!

Symptome: Der starke Durst ist das auffälligste Symptom eines Diabetes mellitus bei Katzen, die ansonsten meist wenig trinken. Trotz gesteigerten Appetits kommt es zu Abmagerung. Gelegentliches Erbrechen und wechselnde Durchfälle sind weitere Anzeichen. Betroffen sind häufig stark übergewichtige ältere Katzen, die gleichzeitig oft ein schuppiges, struppiges Fell aufweisen.

Ein länger unbehandelt bestehender Diabetes mellitus bewirkt eine völlige Entgleisung des gesamten Stoffwechsels. Sämtliche Organe werden davon in Mitleidenschaft gezogen, vor allem die Nieren werden geschädigt.

Diagnose: Bestimmung des Blutzuckers (Blutglukose).

Behandlung: Der Insulinmangel wird durch die regelmäßige Verabreichung von Insulin ausgeglichen, das aus Bauchspeicheldrüsen anderer Tiere gewonnen oder synthetisch hergestellt wird. Es muss in der Regel 2 x täglich injiziert werden. Die Technik des Spritzens unter die Haut muss der Besitzer notwendigerweise unter Anleitung des Tierarztes erlernen. Die Menge richtet sich nach dem Gewicht der Katze und der Höhe des Blutzuckers. Sie muss anfangs durch regelmäßige Blutzuckerkontrollen überprüft und nach Bedarf angepasst werden, bis der Diabetes „eingestellt" ist, bis also die Menge Insulin feststeht, die den Blutzuckerspiegel im Normalbereich hält. Später kann der couragierte Besitzer die Blutzuckerkontrollen auch durchaus selbst zuhause durchführen. Voraussetzung hierfür ist nur die Anschaffung eines herkömmlichen Blutzuckermessgerätes, wie es mittlerweile preisgünstig im Handel angeboten wird. Die Technik, wie ein Tropfen Blut am Ohr der Katze gewonnen werden kann, wird ihm in der Tierarztpraxis gezeigt.

Ist dieses so genannte „Home-Monitoring" nicht möglich, sollte etwa vierteljährlich eine Blutkontrolle beim Tierarzt erfolgen, da der tägliche Insulinbedarf sich langfristig ändern kann.

Fütterung: Das übliche Futter kann zwar weiterhin gegeben werden, wenn es sich jedoch um eine übergewichtige Katze handelt, sollte eine Gewichtsabnahme angestrebt werden. Hiermit kann nämlich unter Umständen die Erkrankung sogar wieder zum Verschwinden gebracht werden, dann wären keine Insulininjektionen mehr erforderlich.

Da bei täglicher Injektion die Gefahr einer Insulinüberdosierung gegeben ist, beispielsweise wenn die Katze nach der Injektion kein Futter zu sich nimmt oder es wieder erbricht, sollte immer **Traubenzucker** in löslicher Form bereitgehalten werden. Er kann dann als **erste Hilfe bei Unterzuckerung** mit einer Spritze ins Maul eingeflößt werden, bis ein Tierarzt erreichbar ist, der diesen lebensbedrohlichen Zustand durch die intravenöse Gabe von Glukose beenden kann. Ein zu niedriger Zuckergehalt des Blutes äußert sich anfangs durch Schwäche, Taumeln und Zittern, das sich bis hin zu Krämpfen und Bewusstlosigkeit steigert, da das Gehirn immer eine konstante Menge Zucker benötigt.

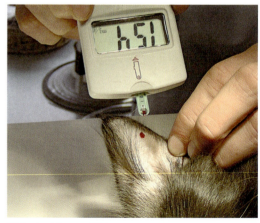

Blutentnahme am Ohr.

Erkrankungen der Atemwege und des Kreislaufsystems

▶ Rachen- und Mandelentzündung

Leitsymptome
➔ Heiserkeit
➔ Schluckbeschwerden
➔ Husten

Allgemeines: Wie beim Menschen sind Entzündungen des Rachens und der dort lokalisierten Mandeln meist Anzeichen einer **viralen** oder **bakteriellen** Infektion.

Eine nicht infektiöse Form der Rachenentzündung kann durch im Rachen steckende Fremdkörper ausgelöst werden. Vor allem Grashalme (besonders beliebte Pflanzen sind bei Wohnungskatzen Papyrus-Arten), die als „Brechhilfe" dienen sollten, können sich im Rachen so ungünstig festsetzen, dass die Katze sie ohne fremde Hilfe nicht mehr entfernen kann. Nähgarn, mit und ohne Nadel, besitzt ein ähnlich hohes Risiko.

Symptome: Sie ähneln der Halsentzündung des Menschen: Schmerzen beim Schlucken, deutlich durch häufiges Abschlucken und Heiserkeit, an der veränderten Stimme beim „Miauen" unschwer zu hören.

Die Mandeln, die zu beiden Seiten des Rachens lokalisiert sind, können bei einer Entzündung so stark anschwellen, dass sie einen beständigen Würgereiz im Rachen auslösen. Die Katze frisst dann nur ungern und mit Schwierigkeiten. In vielen Fällen werden Entzündungen des Rachenbereiches ohnehin von Allgemeinstörungen wie Fieber, Abgeschlagenheit und Appetitlosigkeit, vergleichbar einer Grippe, begleitet.

Befindet sich ein Fremdkörper im Rachen, ruft er auch heftiges Speicheln und wiederkehrendes Würgen hervor, ohne dass es zum richtigen Erbrechen kommt.

Diagnose: Besichtigung des Rachens und der Mandeln, bei Verdacht auf einen Fremdkörper gegebenenfalls auch unter Narkose.

Behandlung: Bei infektiöser Ursache bewährt sich der Einsatz von Antibiotika über mehrere Tage. Die dem Menschen angeratene Ruhe hält die Katze in der Regel von allein ein, ein wenig „Päppeln" mit Leckerbissen und weichem, eventuell püriertem Futter unterstützt ihre Genesung.

Liegt die Ursache der Entzündung dagegen in einem Fremdkörper, muss dieser durch den Tierarzt, eventuell unter Narkose, mit Hilfe feiner Zangen entfernt werden.

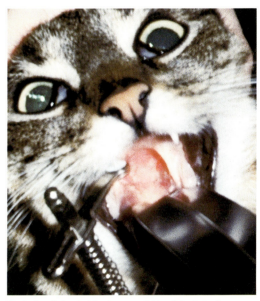

Typischer Belag bei Rachen- und Mandelentzündung.

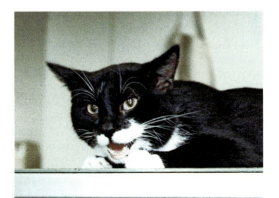

Maulatmung – ein typisches Symptom bei Atemnot.

Bronchitis

Leitsymptome
→ Husten
→ Atemgeräusche
→ erschwerte Atmung

Allgemeines: Als Bronchitis wird eine Entzündung der die Luft leitenden Wege in den Lungen, die Bronchien heißen, bezeichnet. Sie entsteht häufig auf einer infektiösen Grundlage.
Symptome: Vorrangig fällt der trockene Husten auf, der in der Frequenz sehr unterschiedlich sein kann. Ist die Katze auch ansonsten meist beschwerdefrei, kann sich die Bronchitis über mehrere Monate hinziehen. Gelegentlich wird die Atmung durch pfeifende oder röchelnde Nebengeräusche begleitet.
Diagnose: Durch eine Allgemeinuntersuchung, die gegebenenfalls durch Röntgen- und Blutuntersuchungen noch ergänzt werden muss. Auch eine Bronchoskopie, also eine Besichtigung der Bronchien von innen mittels eines speziellen Instruments, ist bei der Katze möglich.
Behandlung: Im Vordergrund steht eine antibakterielle Therapie. Medikamente, die den Schleimabfluss fördern, lindern zusätzlich noch die Beschwerden.

Asthma

Leitsymptome
→ erschwerte Atmung
→ Atemgeräusche

Allgemeines: Beim Asthma kommt es zusätzlich zur Entzündung noch zu einer Verengung der Bronchien, bedingt durch die Kontraktion der Muskulatur in ihnen. Es wird beim Asthma eine primär allergische Reaktion vermutet, da es häufig nach dem Einatmen eines Allergens, beispielsweise von Spray oder Rauch, auftritt.
Symptome: Ein Asthmaanfall setzt oft plötzlich nach der Allergeneinwirkung oder nach Stress ein und geht mit schwerer Atemnot einher. Die Katze atmet schwer, schnappt eventuell mit geöffnetem Maul nach Luft und ist völlig apathisch. Ohne rasche Behandlung kann der Anfall sogar tödlich enden.
Diagnose: Wie bei der Bronchitis.
Behandlung: Asthma muss meist dauerhaft mit entzündungshemmenden Medikamenten unterdrückt werden.

Lungenentzündung

Leitsymptome
→ Fieber
→ Kurzatmigkeit

Allgemeines: Bei einer Lungenentzündung sind nicht nur wie bei der Bronchitis die Luft leitenden Wege in den Lungen, sondern das gesamte Lungengewebe entzündet. Viren und Bakterien, die entweder aus den oberen Atemwegen entlang der Luftröhre und der Bronchien oder mit dem Blut in die Lunge gelangt sind, bilden die Hauptursachen.
   Eine besonders schlimme, schwer heilbare Form der Lungenentzündung entsteht durch das Einatmen von Futter in die Lungen. Das kann passieren, wenn die Katze in Narkose erbricht und Reste des Erbrochenen in die Luftröhre abfließen. Deshalb sollten Vollnarkosen nach Möglichkeit nur am nüchternen Patienten vorgenommen werden. Auch bei einer Zwangsfütterung besteht die Gefahr, dass das Futter buchstäblich „in den falschen Hals" eingegeben wird.
Symptome: Eine Lungenentzündung geht meist mit Fieber, Mattigkeit und Fressunlust einher. Die Atmung ist gelegentlich erschwert und die Frequenz der Atemzüge erhöht. Die Katze wirkt kurzatmig, eventuell hustet sie auch.
Diagnose: Der Tierarzt kann bei der allgemeinen Untersuchung durch die Auskultation, das Abhören der Lungen mit dem Phonendoskop, eine verschärfte Atmung wahrnehmen, die von verschiedenen Geräuschen begleitet sein kann. Gleichzeitig kann er abgrenzen, welche Seite und welche Bereiche der Lungen besonders betroffen sind. Eine Röntgenuntersuchung kann zusätzliche Informationen über Sitz und Ausdehnung der Entzündung geben.
Behandlung: Antibiotika, den Schleimabfluss fördernde und hustenstillende Präparate sowie Ruhe – das bedeutet Einsperren der Katze im Haus.

Herzinsuffizienz

Leitsymptome
→ erschwerte Atmung
→ Apathie

Allgemeines: Eine Herzinsuffizienz bedeutet, dass das Herz auf Grund struktureller Veränderungen keine ausreichende Leistung mehr erbringen kann; Aufgabe des Herzens ist es, das Blut durch den Körper zu pumpen und damit Sauerstoff zu jeder Zelle zu transportieren. Bei ungenügender Leistung des Herzens herrscht Sauerstoffmangel im Körper, der zu einer allgemeinen Leistungsschwäche führt.

Grundlage solcher Veränderungen des Herzens können **angeborene Herzfehler** sein, die sich früh, das heißt noch im jugendlichen Alter, bemerkbar machen. Sie werden daher bei Katzen bis zu einem Alter von zwei Jahren diagnostiziert.

Bei älteren Katzen können sich allmählich **Vergrößerungen** oder **Verkleinerungen des Herzmuskels** entwickeln, die entsprechend Erweiterungen oder Verengungen der Herzkammern nach sich ziehen. Die Ursachen hierfür sind unbekannt.

Symptome: Dem Katzenhalter fallen ein verstärktes Schlafbedürfnis, eine schnelle Ermüdbarkeit beim Spielen, sofern Spiel überhaupt noch erwünscht ist, und ein verminderter Appetit auf. Selten können Hustenanfälle beobachtet werden, da durch die verminderte Leistung des veränderten Herzens ein Blutrückstau in die Lungen entsteht. Die größere Blutfülle der Lungen bedingt einen Flüssigkeitsaustritt ins Lungengewebe, es kommt zum so genannten Lungenödem.

Manche Herzveränderungen ziehen Blutgerinnsel in den großen Gefäßen nach sich. Bevorzugter Ort, an dem diese Gerinnsel „stecken bleiben", ist bei Katzen der Bereich der Aorta, der Hauptschlagader, und zwar dort, wo sie sich in die beiden Hintergliedmaßen aufzweigt und entsprechend enger wird. Die Folge ist eine gestörte Durchblutung einer oder beider Hintergliedmaßen. Die betroffenen Gliedmaßen sind lahm und dabei schmerzhaft. Sie fühlen sich kühl an. Der Puls ist nicht zu spüren.

Diagnose: Herzerkrankungen können in der allgemeinen Untersuchung durch die Auskultation der Herztöne vermutet werden. Sie bedürfen jedoch meist einer genaueren Abklärung durch eine Röntgen- und Ultraschalluntersuchung sowie ein Elektrokardiogramm (EKG), um die geeigneten therapeutischen Mittel für den speziellen Fall auswählen zu können.

Behandlung: Den Blutdruck senkende Mittel entlasten das Herz, entwässernde Mittel entfernen die Flüssigkeit aus der Lunge. Bei unregelmäßigen Herzschlägen oder hoher Schlagfrequenz helfen so genannte Antiarrhythmika, den Rhythmus wieder zu stabilisieren. Das ansonsten für Katzen schädliche Aspirin dient zur Vermeidung von Blutgerinnseln. Es darf bei Thrombosegefahr nur nach genauer Dosierungsanleitung des behandelnden Tierarztes verabreicht werden.

In schweren Fällen, in denen alle Medikamente nicht wirken, bleibt nur die Euthanasie.

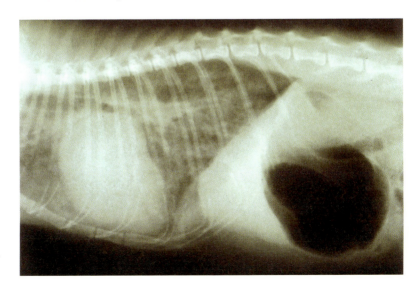

Lungenödem infolge einer Herzmuskelinsuffizienz.

Bluthochdruck (Hypertonie)

Leitsymptome
→ Blutungen ins Auge
→ „Schlaganfall"

Allgemeines: In der Vergangenheit wurde angenommen, dass Bluthochdruck bei unseren Haustieren als Krankheitsursache keine Bedeutung hat. Inzwischen ist klar, dass zwar nicht, wie vielfach beim Menschen, Gefäßverengungen durch Ablagerungen dafür verantwortlich sind, dass aber bei Katzen durch Herz- oder Nierenerkrankungen Bluthochdruck entstehen und schwerwiegende Folgen haben kann.
Symptome: Häufig kommt es infolge hohen Blutdrucks zu spontanen Blutungen ins Auge, was nicht nur äußerlich als „rotes Auge" auffällt, sondern selbstverständlich auch zu Sehbeeinträchtigungen führt. Die Katze reagiert entsprechend verwirrt und zieht sich zurück. Blutungen, die in die Netzhaut erfolgen, sind äußerlich nicht sichtbar, zeigen sich aber als plötzliche Erblindung durch weit gestellte Pupillen und verändertes Verhalten.
Nur durch verändertes Verhalten wie im Kreis laufen oder andere Gangstörungen zeigen sich Blutungen, die ins Gehirn erfolgen. Das Geschehen hier ist vergleichbar dem Schlaganfall des Menschen.
Diagnose: Blutdruckmessung und spezielle Augenuntersuchungen.
Behandlung: Blutdrucksenkende Medikamente im Dauereinsatz; ihr schneller Einsatz kann unter Umständen sogar eine Erblindung rückgängig machen.

Blutarmut

Leitsymptome
→ blasse Schleimhäute
→ Schwäche

Allgemeines: Bei einer Blutarmut (Anämie) liegt ein Mangel an roten Blutkörperchen vor. Der Mangel resultiert entweder aus Blutverlusten, nach innen oder nach außen, aus ihrer krankhaften Zerstörung oder ihrer ungenügenden Produktion im Knochenmark.
Zerstört werden können rote Blutkörperchen durch Vergiftungen und Infektionen (Leukose, FIP) oder auch durch Parasiten, die im Blut leben. Durch Erstere kann das Knochenmark geschädigt werden, so dass es nicht mehr in der Lage ist, eine ausreichende Menge neue rote Blutkörperchen als Ersatz für die, die nach einer bestimmten Lebenszeit absterben, nachzuliefern.
Symptome: Starke Blutverluste der Tiere, beispielsweise nach Unfällen, fallen dem Besitzer sofort auf und führen ihn ohnehin auf dem schnellsten Weg zum Tierarzt. Ansonsten sind Schwäche und blasse Schleimhäute die typischen Anzeichen einer Anämie, die allerdings nur dann in den Vordergrund treten, wenn sie nicht von Fieber und anderen Allgemeinstörungen begleitet sind.
Diagnose: Der Tierarzt kann anhand einer Blutuntersuchung den Schweregrad der Anämie bestimmen und wird darüber hinaus, wenn ihr nicht eindeutig Blutverlust nach außen zu Grunde liegt, weitere Blut- und eventuell sogar Knochenmarksuntersuchungen vornehmen.
Behandlung: In der tierärztlichen Praxis wird eine lebensbedrohliche Blutarmut zunächst genauso wie der akute Blutverlust mit Transfusionen und Infusionen bekämpft. Bei einer Bluttransfusion sind Unverträglichkeitsreaktionen, wie sie bei Menschen durch verschiedene Blutgruppenzugehörigkeit auftreten, auch bei Katzen möglich. Durch entsprechende Blutgruppentests vor der Transfusion lassen sie sich verhindern.
Steht gerade kein Blutspender zur Verfügung, können auch Ersatzlösungen infundiert werden. Nach Stabilisierung des Patienten ist das Ziel der Behandlung, die Ursache auszuschalten.

Erkrankungen der Harnorgane

Blasenentzündung

Leitsymptome
→ häufiges Aufsuchen der Katzentoilette
→ blutiger Urin

Allgemeines: Als mögliche Ursache für eine Blasenentzündung kommen bei Katzen Blasensteine bzw. Harngrieß und bakterielle Infektionen, die über die Harnröhre in die Blase aufgestiegen sind, in Betracht. Allerdings lässt sich in einer Vielzahl von Fällen mit sämtlichen Untersuchungen keine Ursache ermitteln, sie sind „idiopathisch".
Symptome: Die Katzen suchen häufiger als üblich die Katzentoilette auf, setzen dabei aber nur tröpfchenweise oder gar keinen Harn ab. Meist ist der Urin blutig verfärbt. Bei schweren Blasenentzündungen können die Katzen den Harnabsatz nicht mehr kontrollieren und hinterlassen überall in der Wohnung blutige Tropfen.
Diagnose: An erster Stelle steht hier die Urinuntersuchung. Deshalb sollte möglichst eine Urinprobe zum Tierarzt mitgebracht werden. Bei der Untersuchung kann dann u.a. die Beteiligung von Harngrieß ausgeschlossen werden.

Zur weiteren Abklärung können auch eine Röntgenaufnahme angefertigt oder eine Ultraschalluntersuchung durchgeführt werden.
Behandlung: Bakterielle Blasenentzündungen sprechen gut auf Antibiotika- oder Sulfonamidgaben über mehrere Tage an. Gegen den ständigen Harndrang und die Schmerzen beim Urinieren werden sie meist mit entkrampfenden Schmerzmitteln kombiniert. Gelingt es, die Katze zu größerer Flüssigkeitsaufnahme zu animieren, beispielsweise indem man das Futter leicht salzt, hat dies einen positiven Effekt auf die Keimausschwemmung.

Bei chronischer Blasenentzündung kann die exakte Bestimmung der Keime im Urin durch das Anlegen einer Kultur wichtig sein, um ein wirksames Antibiotikum auszuwählen.

Blasensteine und Harngrieß

Leitsymptome
→ wie bei der Blasenentzündung

Allgemeines: Die Steine von unterschiedlicher Größe und Form bilden sich aus den in der Nahrung enthaltenen Mineralstoffen, vor allem aus Kalzium und Magnesium, deren Salze im sauren Milieu des Urins ausfallen.

Begünstigt wird diese Ausfällung durch mehrere Faktoren:
– ausschließliche Fütterung mit Trockenfutter bei gleichzeitig geringer Flüssigkeitsaufnahme,
– Kastration,
– Bewegungsmangel.

In kleinster Form sehen die Steine aus wie feiner Sand und werden dann als Harngrieß bezeichnet.
Symptome: Blasensteine führen durch mechanische Reibung in der Blase zu einer Blasenentzündung, die trotz Behandlung immer wiederkehrt.
Diagnose: Urinuntersuchung, Röntgen-, Ultraschalluntersuchung.

Die Urinuntersuchung ermöglicht die Identifikation der kleinen Mineralkristalle, die den Harngrieß bilden.
Behandlung: Bei der Mehrzahl der bei Katzen gefundenen Harnsteine handelt es sich um Magnesium-Ammoniumphosphate, in selteneren Fällen um Kalziumoxalate und -phosphate. Eine gezielte Diät, in der der verantwortliche Mineralstoffanteil reduziert ist und die gleichzeitig den Urin ansäuert, führt zur Auflösung von kleineren Steinen und Harngrieß. Eine operative Entfernung der Steine ist daher nicht immer erforderlich.

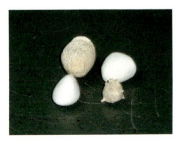

Blasensteine.

Vorbeugung: Auch nach einer Operation muss einem erneuten Auftreten von Steinen mit entsprechender Diät vorgebeugt werden (siehe Seite 27). Eine Ansäuerung des Harns mit verschiedenen Futterzusätzen oder die Umstellung auf Nassfutter kann gleichfalls hilfreich sein.

Verschluss der Harnröhre

Leitsymptome
→ häufiges Aufsuchen der Katzentoilette
→ fehlender Urinabsatz
→ stark gestörtes Allgemeinbefinden

Allgemeines: Bei Katern wirken sich Steine viel schlimmer aus als bei weiblichen Katzen, da sie eine engere Harnröhre besitzen, die durch Steine oder Harngrieß völlig blockiert werden kann. Im Gegensatz dazu erlaubt die relativ weite Harnröhre weiblicher Katzen sogar ein unbemerktes Ausscheiden der Steine.

Die Folge eines Verschlusses ist, dass die Katze, trotz ununterbrochener Versuche, keinen Harn mehr absetzen kann. Da die Niere weiterhin Urin produziert, wird die Blase bis an ihre äußerste Grenze gefüllt. Ein für die Katze nicht nur sehr unangenehmer, sondern durchaus lebensbedrohlicher Zustand ergibt sich, da nach längerem Bestehen die Inhaltsstoffe des Harns ins Blut übertreten und eine Harnvergiftung auslösen.

Diagnose: Die randvoll gefüllte Blase kann vom Tierarzt im Bauchraum ertastet werden, eine Röntgenaufnahme bestätigt diesen Befund und zeigt eventuell sogar die verursachenden Teilchen.

Behandlung: Der Zustand muss möglichst schnell behoben werden, indem der Tierarzt die Harnröhre unter Narkose mit einem Katheter frei spült.

Vorbeugung: Eine auf die Art der Steine bezogene Diät einhalten (siehe Blasensteine).

Niereninsuffizienz

Leitsymptome
→ viel Trinken
→ Appetitmangel
→ Gewichtsverlust

Allgemeines: Niereninsuffizienz bedeutet, dass die Leistungsfähigkeit beider Nieren stark eingeschränkt ist. Wenn erste Ausfallserscheinungen auftreten, funktionieren bereits nur noch 30 % des gesamten Nierengewebes richtig.

Die Entzündungen, die zu Niereninsuffizienz führen, bleiben meist unbemerkt. Außerdem kann eine Niereninsuffizienz auch das Resultat von Alterung und Stoffwechselstörungen sein, denn betroffen sind überwiegend ältere Katzen ab acht Jahren.

Die Ausfallserscheinungen zeigen sich, entsprechend der Funktion der Nieren, im Salz- und Wasserhaushalt des Körpers sowie bei der Ausscheidung giftiger Stoffwechselprodukte. Normalerweise halten die Nieren Wasser und zugleich Salze im Körper zurück. Sind sie dazu nicht mehr in der Lage, verliert die Katze beides mit dem Urin. Diesen Verlust versucht sie durch vermehrtes Trinken wieder auszugleichen. Aus dem Eiweißstoffwechsel fallen Abfallprodukte an, deren Entsorgung normalerweise über die Nieren geschieht. Arbeiten die Nieren unzureichend, so reichern sich diese Abfallprodukte im Blut an und führen auf Dauer zu Vergiftungserscheinungen.

Symptome: Der vermehrte Durst ist eines der hervorstechendsten Kennzeichen einer Niereninsuffizienz, da Katzen normalerweise kaum trinken. Gleichzeitig erhöht sich die Urinmenge, wobei der Urin hell und geruchsarm ist.

Folgen der Harnvergiftung sind ein verminderter Appetit, der längerfristig eine Gewichtsabnahme mit sich bringt, sowie Abgeschlagenheit. Im Endstadium einer Harnvergiftung tritt ein Zustand der Bewusstlosigkeit (Koma) ein bis zum Tod.

Diagnose: Vorrangig durch die Bestimmung von Harnstoff und Kreatinin im Blut. Diese Stoffe werden normalerweise von den Nieren über den Urin ausgeschieden, ihr Anteil im Blut erhöht sich entsprechend bei verminderter Ausscheidung. Ultraschalluntersuchungen können das Ausmaß der Nierenschädigung z.B. in Form einer „Schrumpfniere" zeigen.

Behandlung: Eine Diät mit vermindertem Eiweiß- und Phosphorgehalt hilft bei leicht eingeschränkter Nierenfunktion, ein weiteres Fortschreiten der Erkrankung zu verhindern. Der verringerte Proteinanteil in der Nahrung gewährleistet, dass gerade so viel Eiweiß wie unbedingt nötig zugeführt wird und damit ein Minimum an belastenden Produkten im Stoffwechsel anfällt. Die Diät kann der Besitzer nach entsprechenden Kochrezepten (siehe Seite 27) selbst zubereiten, wenn er nicht auf eine inzwischen breite Palette von Fertigfutter, sowohl in Dosen als auch als Trockennahrung, zurückgreifen will.

Für die Verwendung von Fertigprodukten bei allen Krankheiten, die mit spezieller Diät zu behandeln sind, spricht nicht nur die einfachere Handhabung, sondern auch die von den Herstellern garantierte gleichbleibende, ausgewogene Zusammensetzung. Auch scheinen diese Diätfuttermittel für viele Katzen nach kurzer Eingewöhnungszeit geschmacklich durchaus akzeptabel zu sein. Preislich liegen diese Spezialprodukte natürlich höher als das herkömmliche Futter. Wasser muss nierenkranken Katzen immer in ausreichender Menge zur Verfügung gestellt werden.

In schweren Fällen können Infusionen als Ersatz einer Blutwäsche (Dialyse), die in solchen Fällen beim Menschen angewandt wird, dienen. Sie helfen, die Konzentration der giftigen Stoffe im Blut so weit zu senken, dass die Katze wieder Appetit bekommt und zur Aufnahme von Diätfutter bewogen werden kann.

Erkrankungen der Geschlechtsorgane beim Kater

▶ Kryptorchismus

Diese Erkrankung ist eigentlich eine Missbildung. Die Hoden, die normalerweise zum Zeitpunkt der Geburt bereits aus der Bauchhöhle in den Hodensack gewandert sind, verlassen die Bauchhöhle beim Kryptorchismus entweder überhaupt nicht oder bleiben auf dem Weg in den Hodensack im Innenschenkelbereich hängen.

Meist betrifft die Störung nur einen von beiden Hoden, während der andere sich normal entwickelt. Daher wird die Missbildung oft zunächst nicht bemerkt.

Kryptorchide Hoden sind zwar nicht in der Lage, befruchtungsfähige Spermien zu erzeugen, aber sie produzieren ganz normal männliche Geschlechtshormone. Da das männliche Geschlechtsverhalten durch diese Hormone bestimmt wird, müssen kryptorchide Hoden ebenfalls entfernt werden, will man den durch die Kastration gewünschten Effekt, nämlich die Reduzierung männlicher Verhaltensweisen, erzielen. Der chirurgische Eingriff der Kastration wird dadurch, je nach Lage der Hoden, größer und komplizierter.

Betroffene Tiere sollten nicht zur Zucht eingesetzt werden, da sich dieser Fehler weitervererbt.

▶ Harnspritzen

Allgemeines: Mit dem Eintritt der Geschlechtsreife beginnen Kater, ihr Revier mit Urin zu markieren. Um u.a. dieses Territorialverhalten zu unterbinden, werden die meisten männlichen Katzen, die in menschlicher Obhut leben, kastriert. Bei etwa 10 % der Tiere reicht jedoch die Kastration allein nicht aus, um das Harnspritzen zu verhindern.

Symptome: Der Urin wird in kleinen, konzentrierten Portionen im Stehen gezielt auf erhöhte Stellen gespritzt. Ecken, Möbelstücke oder Eingangstüren werden dabei von den Katern bevorzugt. Für größere Urinmengen wird dagegen die Katzentoilette benutzt.

Behandlung: Eine zusätzliche Hormonbehandlung kann hier Erfolg bringen.

Gleichzeitig müssen Faktoren, die Harnmarkieren provozieren können, minimiert werden (siehe Verhalten).

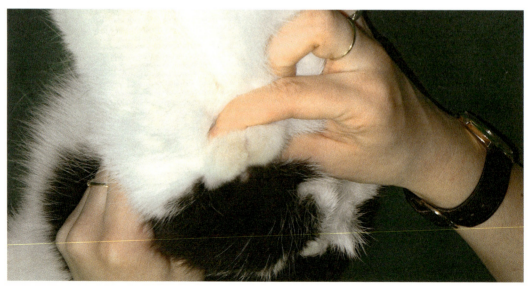

Gesunder Kater mit zwei Hoden.

Erkrankungen der Geschlechtsorgane bei der Katze

▶ Gebärmutterentzündung

Leitsymptom
→ eitriger Ausfluss aus der Scheide

Allgemeines: Diese Erkrankung wird bei Katzen relativ selten beobachtet, da die meisten weiblichen Katzen frühzeitig kastriert werden. Bei unkastrierten Tieren erkranken vorrangig ältere Tiere von 8 bis 10 Jahren.

Durch eine hormonelle Fehlsteuerung der Eierstöcke, die wiederum auf Zysten dort beruhen kann, oder im Anschluss an eine Fehlgeburt kommt es zu einer Entzündung der Gebärmutter, Pyometra genannt. In der Gebärmutter sammelt sich Eiter an, der durch die Scheide abfließt.

Symptome: Der unangenehm riechende Ausfluss von rötlichbrauner oder auch gelblicher Farbe aus der Scheide wird leicht wahrgenommen. Allgemeinstörungen können den Ausfluss in sehr unterschiedlicher Ausprägung begleiten. So sind Fieber, Apathie, verminderter Appetit bei erhöhtem Durst und vermehrter Harnabsatz nicht ungewöhnlich.

Diagnose: Mit typischem Ausfluss bei unkastrierten Katzen eindeutig.

Behandlung: Die schnellstmögliche operative Entfernung von Gebärmutter und Eierstöcken ist angezeigt, um den Eiterherd aus dem Körper zu eliminieren.

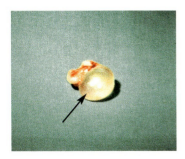

Zyste (Pfeil) am Eierstock.

▶ Gesäugeentzündung

Leitsymptom
→ schmerzhafte Schwellung des Gesäuges

Allgemeines: Eine Entzündung des Milchdrüsengewebes entwickelt sich nur im angebildeten, milchgebenden Gesäuge nach der Geburt. Häufig liegt ihr ein Milchstau zu Grunde. Er entsteht wenige Tage nach der Geburt, wenn die Milch nicht genügend abgesaugt wird, etwa weil die Anzahl der Welpen zu gering ist, weil sie bereits tot geboren wurden oder kurz nach der Geburt gestorben sind. Ein anderer Zeitpunkt, zu dem die Gefahr eines Milchstaus mit nachfolgender Entzündung droht, ist beim Absetzen der Jungtiere.

Symptome: Das Gesäuge ist geschwollen, heiß und schmerzhaft. Es fühlt sich hart und gespannt an. Welpen, die saugen wollen, werden von der Katze abgewehrt. Das pausenlose Geschrei der hungrigen Jungtiere kann ein Hinweis darauf sein, dass die Mutter Schwierigkeiten beim Säugen hat.

Sind die jungen Katzen bereits abgesetzt, lässt ein apathisches Verhalten der Mutter eine Entzündung vermuten, da gleichzeitig oft auch Fieber besteht.

Diagnose: Abtasten des Gesäuges, Allgemeinuntersuchung.

Behandlung: Antibiotikagabe über mehrere Tage; kühlende Umschläge tragen dazu bei, das Gesäuge schneller abschwellen zu lassen.

Die Welpen müssen von der Mutter getrennt und mit Ersatzpräparaten ernährt werden, da sonst die Keime aus dem entzündeten Gewebe mit der Milch auf sie übertragen werden und auch bei ihnen zu einer Infektion führen können. Außerdem ist das Säugen für die Mutter schmerzhaft. Anstelle von „Ersatzmilch", die beim Tierarzt und im Zoohandel erhältlich ist, gibt es in solchen Fällen auch die Möglichkeit, eine andere säugende Katze als Amme einzusetzen.

Gesäugetumore

Leitsymptom
→ feste Knoten im Gesäugebereich

Allgemeines: Vor allem bei nicht kastrierten älteren Katzen kommen Tumore im Gesäuge vor.

Symptome: Sie äußern sich durch unterschiedlich große, harte Knötchen, die im normalerweise weichen Drüsengewebe zu ertasten sind. In der Regel scheinen sie der Katze keine Schmerzen zu bereiten. Manche verändern sich über längere Zeiträume hinweg nicht in der Größe, andere wachsen schnell zu größeren Geschwulsten heran, die dann die Tendenz zeigen, geschwürig aufzubrechen, ohne anschließend abzuheilen.

Diagnose: Abtasten des Gesäuges, eventuell Probenentnahme aus dem Tumor.

Behandlung: Da Gesäugetumore bei der Katze fast immer bösartig sind, wird die schnellstmögliche chirurgische Entfernung des gesamten Drüsengewebes, zumindest der betroffenen Seite, empfohlen. Die Gefahr von Metastasen, die sich meist in der Lunge ansiedeln und zum Tode führen, ist sehr groß.

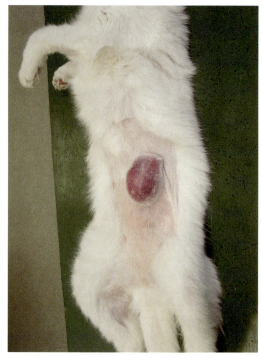

Tumor im Gesäuge.

Störungen der Trächtigkeit und der Geburt

▸ Abort

Zu einer Fehlgeburt führen bei Katzen vor allem Infektionen, die das Muttertier zum Teil symptomlos während der Trächtigkeit durchläuft, sowie hormonelle Fehlsteuerungen. Mangelernährung und Unfälle tragen seltener Schuld am Verlust der Welpen.

Bis zur 4. Woche der Trächtigkeit tritt nicht der klassische Abort mit dem Abgang unterentwickelter und lebensunfähiger Welpen ein, sondern die Feten werden resorbiert. Das bedeutet, sie werden von der Gebärmutterschleimhaut aufgenommen. Eine solche Resorption fällt außer bei Zuchttieren, bei denen der Nachwuchs beabsichtigt und „geplant" ist, kaum auf, insbesondere da sich keine negativen Folgen für die Gesundheit der Katze ergeben.

Das Ausstoßen abgestorbener Feten oder von Fetenteilen hingegen ist ein offensichtlicher Vorgang, der mit Blutungen und Ausfluss einhergeht. Das Allgemeinbefinden der Mutter ist dadurch erstaunlicherweise oft in keiner Weise beeinträchtigt. Auch bedeutet eine Fehlgeburt eines oder mehrerer Welpen nicht, dass nicht doch noch zum richtigen Zeitpunkt lebende Welpen das Licht der Welt erblicken können.

Blutungen oder Ausfluss vor dem wahrscheinlichen Geburtstermin sollten vom Tierarzt auf ihre Herkunft hin untersucht werden. Er kann auch feststellen, ob noch lebende Welpen in der Gebärmutter vorhanden sind und ob zu ihrer Rettung ein Kaiserschnitt erforderlich ist.

Enthält die Gebärmutter noch abgestorbene Reste von Embryonen, wird der Tierarzt die Katze bei sonst ungestörtem Allgemeinbefinden antibiotisch versorgen. Sind allerdings bereits Anzeichen einer Gebärmutterentzündung ersichtlich, so ist in der Regel die operative Entfernung der Gebärmutter und damit auch ihres Inhalts sowie der Eierstöcke erforderlich.

▸ Geburtsschwierigkeiten

Leitsymptom
➜ Stoppen des Geburtsvorganges

Allgemeines: Probleme bei der Geburt selbst können durch
- falsche Lage eines Welpen,
- zu große Welpen und
- zu schwache Wehen bedingt sein.

Symptome: Resultat ist in jedem Fall, dass die Geburt insgesamt nach den ersten Anzeichen nicht weiter vorangeht oder nach der Geburt eines oder mehrerer Welpen eine lange Pause entsteht. Dass ein Welpe zu groß für den Geburtskanal ist, tritt eigentlich nur dann auf, wenn es sich bei diesem Welpen um den einzigen handelt. Wie auch bei einer fehlerhaften Stellung kommt es dann erst gar nicht zum Eintritt eines Welpen in den Geburtskanal. Der Geburtsvorgang stockt dann trotz heftiger Wehen.

Die Wehen sind manchmal besonders bei Jungkatzen und Erstgebärenden von Anfang an zu schwach, um die Geburt überhaupt in Gang kommen zu lassen. Bei älteren Katzen dagegen flauen sie nach mehreren Welpen stark ab. Bei längerer Dauer der Geburt trocknet der Geburtsweg aus, so dass ein Welpe rein mechanisch darin stecken bleiben kann. Kopf und Vordergliedmaßen oder das hintere Ende ragen nur aus der Scheide heraus.

Behandlung: Bei all diesen Schwierigkeiten ist **unverzüglich** der Tierarzt zu Rate zu ziehen. Nachdem er die Ursache des Geburtshindernisses ermittelt hat, wird er die nötigen Maßnahmen zur Geburtshilfe treffen. Nur er kann beispielsweise einen stecken gebliebenen Welpen mit Hilfe spezieller Zangen und Gleitmittel fachgerecht aus der Scheide ziehen. Ist der Geburtskanal zu eng oder ein Welpe durch eine falsche Stellung vor der Öffnung des Muttermundes verkeilt, so ist ein Kaiserschnitt notwendig. Der Tierarzt wird ihn auf dem schnellsten Wege durchführen, um das Überleben der Welpen zu sichern.

Liegt kein mechanisches Geburtshindernis, sondern nur eine Wehenschwäche vor, reicht unter Umständen auch die wiederholte Injektion von Oxytocin, um die Wehen und damit die Geburt in Gang zu bringen. Oxytocin ist das Hormon, das die Wehentätigkeit auslöst. Der Tierarzt wird die Katze dann einstweilen zur Beobachtung stationär aufnehmen, um den Erfolg der Hormongabe zu kontrollieren und um andernfalls die chirurgische Geburtshilfe einzuleiten.

Versorgung der Neugeborenen: Meist geht zwar die Geburt an sich ohne Probleme vonstatten, aber es kann vorkommen, dass sich die Katze nicht richtig um das Neugeborene kümmert. In diesem Fall muss der Besitzer das Durchtrennen der Nabelschnur und das Befreien von restlichen Fruchthüllen übernehmen. Die Nabelschnur wird etwa 2 cm vom Nabel entfernt mit einer kleinen Schere durchtrennt. Wenn man sie zuvor mit einem Bindfaden abbindet, blutet sie nicht. Anschließend müssen Nase und Maul des Jungtiers von Schleim gesäubert werden. Die Atmung wird durch kräftiges Trockenrubbeln mit einem Handtuch angeregt.

Nachgeburtsverhalten

Leitsymptome
→ Scheidenausfluss
→ stark gestörtes Allgemeinbefinden nach der Geburt

Allgemeines: Die Nachgeburt geht normalerweise nach jedem einzelnen Welpen ab und wird von der Mutter gefressen. Bleibt sie in der Gebärmutter zurück, was in seltenen Fällen geschieht, so kommt es zu einer Vergiftung und/oder einer Allgemeininfektion als Folge einer schweren Gebärmutterentzündung.

Symptome: Hohes Fieber, Fressunlust und Apathie, die einige Tage nach der Geburt auftreten, können Anzeichen einer Nachgeburtsverhaltung sein. Die Welpen werden nicht mehr gesäugt. Zunächst blutiger, später übel riechender Ausfluss bleibt Tage nach der Geburt noch bestehen.

Behandlung: Der Tierarzt wird durch Abtasten und Röntgen die Nachgeburtsreste entdecken. Sie müssen mitsamt der Gebärmutter operativ entfernt werden. Gleichzeitig muss eine antibiotische Versorgung erfolgen.

Eklampsie

Leitsymptom
→ Krämpfe bei trächtigen oder säugenden Katzen

Allgemeines: Als Eklampsie wird das anfallsweise Auftreten von Krämpfen vor, während oder nach der Geburt bezeichnet, hervorgerufen durch Kalziummangel.

Symptome: Sie äußert sich anfänglich durch Schwäche, schwankenden Gang und Unruhe, bis in fortgeschrittenem Stadium die Katze in Seitenlage die Gliedmaßen krampfhaft bewegt beziehungsweise wegstreckt. Speichelfluss und weite Pupillen begleiten die Krämpfe.

Behandlung: Mit einer intravenösen Infusion einer Kalziumlösung durch den Tierarzt lässt sich die Eklampsie schnell beseitigen. Tritt sie vor oder während der Geburt auf, ist außerdem ein Kaiserschnitt angebracht.

In der Säugeperiode sollten die Welpen von der Mutter getrennt und mit Ersatzmilch gefüttert werden, um eine erneute Eklampsie nach der Behandlung zu vermeiden.

Erkrankungen des Bewegungsapparates

▶ Verstauchungen

Leitsymptom
→ Lahmheit einer Gliedmaße

Allgemeines: Verstauchungen, Zerrungen, Verrenkungen und Prellungen resultieren aus Überdehnung und Überstreckung der Bänder in Gelenken sowie stumpfen Erschütterungen von Knochen und Muskeln. Sie ergeben sich relativ leicht, beispielsweise wenn die Katze bei einem Sprung ungünstig aufkommt. Sogar reine Wohnungskatzen sind gegen diese Gefahr nicht gefeit, da schon ein Sprung vom Schrank genügen kann.

Symptome: Die Katze läuft auf einem Bein lahm, sie „hinkt". Hier sollte man auf Folgendes achten:
- Welches Bein wird tatsächlich nicht benutzt, was manchmal auf den ersten Blick nicht so einfach zu entscheiden ist?
- Wie stark lahmt die Katze; geht sie nur auf drei Beinen oder setzt sie das Bein noch auf?
- Trat das Lahmen urplötzlich auf oder wurde es allmählich deutlicher?
- Ist die Bewegungsbeeinträchtigung nach längerer Ruhe besser oder schlimmer?

All diese Punkte wird auch der Tierarzt abfragen, um wichtige Informationen für die Diagnose zu bekommen. So ist z.B. bei einer reinen Verstauchung das Lahmgehen in der Regel nicht so stark ausgeprägt, dass die Pfote nicht mehr benutzt wird.

Diagnose: Der Tierarzt wird im Rahmen einer allgemeinen Untersuchung die Gliedmaße gründlich abtasten, um den schmerzhaften Bereich enger einzugrenzen.

Er wird andere Gründe für das Hinken, beispielsweise eine Phlegmone (siehe Seite 59) ausschließen und sich eventuell durch eine Röntgenaufnahme davon überzeugen, dass nichts gebrochen ist.

Behandlung: Ruhe und Schmerzmittel nach Verordnung des Tierarztes. Humanmedizinische Schmerzmittel sind oft Gift für die Katzen!

▶ Ausrenkung

Leitsymptome
→ hochgradige Lahmheit
→ abnorme Stellung einer Gliedmaße

Allgemeines: Das Gelenk, das bei Katzen sicherlich am häufigsten von einer Ausrenkung (= Luxation) betroffen ist, ist das Hüftgelenk. Durch die Einwirkung stumpfer Gewalt von außen (z.B. Autostoßstange) rutscht der Oberschenkelkopf aus der Hüftgelenkspfanne heraus.

Symptome: Im Falle dieser Luxation kann die betroffene Gliedmaße nicht mehr benutzt werden, sie wird nachgezogen und erscheint gleichzeitig verkürzt. Bei anderen Gelenken fällt neben der hochgradigen Lahmheit auf, dass sie in einem veränderten Winkel abstehen.

Diagnose: Röntgenuntersuchung.

Behandlung: Wiedereinrenken des Gelenks unter Narkose. Wenn dies z.B. beim Hüftgelenk nicht mehr möglich sein sollte, wird der Oberschenkelkopf operativ entfernt. Danach bildet sich eine Art Ersatzgelenk aus, mit dem die Katze ohne Probleme laufen und springen kann.

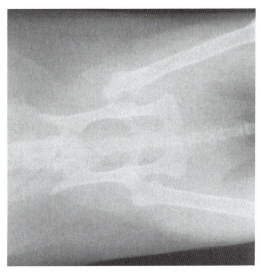

Aus der Hüfte ausgerenkter Oberschenkel.

Gelenkentzündungen

Leitsymptome
→ Lahmheit
→ Schwellung eines oder mehrerer Gelenke

Allgemeines: Eine Entzündung eines einzelnen Gelenks, eine Arthritis, findet man selten bei Katzen. Meist sind mehrere Gelenke im Rahmen eines fieberhaften Infektes betroffen.
Symptome: Das betroffene Gelenk ist typischerweise geschwollen, vermehrt warm und schmerzempfindlich. Es wird so weit wie möglich geschont.
Sind mehrere Gelenke erfasst, geht die Katze steif, bewegt sich insgesamt ungern oder springt nicht mehr. Abwechselndes Hinken auf Vorder- und Hinterbeinen ist nicht ungewöhnlich.
Behandlung: Mit Schmerzmitteln und durch Behandlung der Infektion.

Arthrose

Leitsymptome
→ Lahmheit
→ kein Springen
→ steifer Gang

Allgemeines: Unter einer Arthrose versteht man einen Ab- und Umbauprozess im Gelenk, bei dem die bindegewebigen und daher elastischen Elemente des Gelenks zunehmend verknöchern. Die Beweglichkeit des Gelenks wird dadurch stark eingeschränkt.
Bei Katzen fortgeschrittenen Alters (etwa ab 10 Jahren) lassen sich solche Veränderungen an verschiedenen Gelenken entdecken. An der Wirbelsäule z.B. bilden sich knöcherne Spangen von Wirbel zu Wirbel aus, wodurch die Wirbelsäule insgesamt starrer wird. Diese Brückenbildung verläuft in einzelnen, schmerzhaften Schüben. Auch Ellbogen- oder Kniegelenke sind auf Grund ihrer starken mechanischen Belastung häufig Sitz arthrotischer Prozesse.
Symptome: Die Katze hat Probleme beim Springen oder Treppenlaufen, unter Umständen auch beim Hinhocken während des Kot- oder Harnabsatzes. Eventuell kann sie auch bestimmte Körperregionen wie Rücken oder Hinterteil nicht mehr erreichen, um sich dort zu säubern.
Diagnose: Röntgenuntersuchung.
Behandlung: Mit Schmerzmitteln, auch über längere Zeiträume.

Knochenbrüche

Leitsymptome
→ hochgradige Lahmheit
→ starke Schmerzen

Allgemeines: In der Hauptsache sind Knochenbrüche die Folge von Autounfällen. Die am häufigsten von Frakturen, wie Brüche medizinisch bezeichnet werden, betroffenen Knochen sind im vorderen Körperbereich Oberarm und Kiefer, im hinteren Bereich Ober- und Unterschenkel sowie Hüftknochen.

Symptome: Knochenbrüche sind immer sehr schmerzhaft, die betroffene Gliedmaße wird nicht mehr eingesetzt. Je nach Sitz und Ausmaß der Fraktur wird sie krampfhaft angezogen, hängt regungslos herab oder steht in abnormem Winkel ab. Bei einer Fraktur im Hüftgelenk werden eventuell beide Hintergliedmaßen nachgezogen.

Diagnose: Mittels Röntgenuntersuchungen, wobei auf Grund des starken Schmerzes hierzu bereits eine Narkose erforderlich sein kann. Die Röntgenaufnahme liefert wichtige Details über die Fraktur, beispielsweise wie weit die Knochenenden voneinander entfernt sind und ob Splitter vorhanden sind. Art und Ausmaß des Bruches möglichst genau zu kennen, ist Grundlage der Behandlung.

Behandlung: Hier gibt es prinzipiell zwei Möglichkeiten:

- **Ruhigstellung mit oder ohne Verband.** Einfache Knochenbrüche heilen durch Ruhigstellung über einen Zeitraum von etwa vier Wochen wieder zusammen. Wenn nötig, werden Schienen aus Kunststoff individuell angepasst und durch einen Verband an der Gliedmaße gehalten. Wöchentliche Kontrollen des Verbands und gegebenenfalls seine Erneuerung sind bei dieser Behandlungsmethode erforderlich.
- **Operatives Einbringen von Implantaten.** Ist eine Ruhigstellung unmöglich, bleibt nur ein operatives Vorgehen, bei dem durch Nägel, Drähte oder Metallplatten die Knochen zusammengebracht und fixiert werden. Auch bei derart versorgten Brüchen kann es nötig sein, die Katze noch eine ganze Zeit lang möglichst ruhig zu halten, das heißt, ihr auf keinen Fall Auslauf zu gewähren und sie unter Umständen sogar im Käfig zu halten.

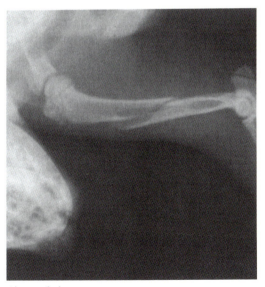

Oberarmfraktur.

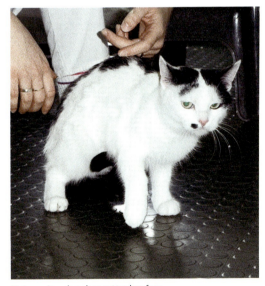

Katze mit gebrochener Vorderpfote.

Erkrankungen des Nervensystems

Mögliche Anzeichen einer Nervenerkrankung sind:
→ Lähmungen,
→ wackliger, unsicherer Gang,
→ Dreh- und Kreisbewegungen,
→ Schiefhalten des Kopfes,
→ Schielen,
→ Augenzittern,
→ ständig weite oder enge Pupillen,
→ Zuckungen,
→ Krämpfe und Krampfanfälle,
→ Bewusstlosigkeit.

▶ Kippfenstersyndrom

Leitsymptom
→ Lähmung einer oder beider Hintergliedmaßen

Allgemeines: Diese Lähmung wird deshalb als „Kippfenstersyndrom" bezeichnet, da die Ursache in einem Fluchtversuch durch ein Fenster in Kippstellung liegt.

Beim Passieren eines solchen gekippten Fensters bleibt die Katze mit dem Becken im engeren Bereich stecken, nachdem sie mit dem vorderen Teil ihres Körpers durch die weite Öffnung bereits ins Freie gelangt ist. In dem Bereich der Wirbelsäule, mit dem die Katze im Fenster hängt, werden die vom Rückenmark abgehenden Nerven gequetscht. Die Schädigung wird durch erfolglose heftige Befreiungsversuche seitens der Katze noch verschlimmert. Die Folge der Nervenschädigung ist, dass Bewegungsimpulse nicht mehr an die Hintergliedmaßen weitergeleitet sowie Empfindungen (Schmerz, Wärme, Kälte) aus der Peripherie nicht mehr ans Gehirn übermittelt werden können. Aber nicht nur die Nerven werden geschädigt, sondern auch durch die mangelnde Blutzufuhr die Muskulatur und die Nieren.

Symptome: Je nach Ausdehnung der Verletzung werden eine oder beide Hintergliedmaßen nicht mehr eingesetzt und schlaff nachgezogen. Auf Berührungs- oder Schmerzreize reagiert die Katze an diesen Pfoten gar nicht oder nur verzögert.

Diagnose: Röntgenuntersuchung, um Brüche an den Rückenwirbeln auszuschließen.

Behandlung: Unmittelbar nach dem Trauma sorgen Infusionen dafür, dass entzündliche Flüssigkeit aus dem Körper geschwemmt und die Nierenfunktion aufrechterhalten wird. Gleichzeitig werden entzündungshemmende Medikamente und Vitamin-B-Präparate eingesetzt, auch zur Weiterbehandlung durch den Besitzer.

Prognose: So schlimm der Zustand anfänglich erscheinen mag, ist er jedoch keineswegs aussichtslos, was die Heilung anbelangt. Die betroffenen Nerven können sich wieder vollständig von der Verletzung erholen. In Abhängigkeit vom Schweregrad der Lähmung dauert dieser Prozess nur unterschiedlich lange, von einer bis zu mehreren Wochen.

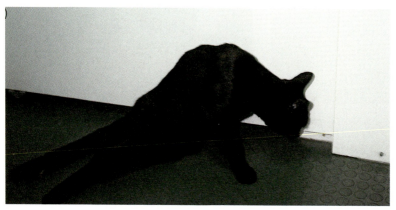

Vollständige schlaffe Lähmung (Querschnittlähme) in der Hinterhand.

Epilepsie

Leitsymptom
→ Krampfanfälle

Allgemeines: Diese vom Menschen her bekannte Anfallskrankheit kommt auch bei Katzen vor. Sie beruht auf unkontrollierten elektrischen Entladungen im Gehirn, deren Ursachen häufig nicht ermittelt werden können.

Symptome: Die Anfälle beginnen unter Umständen mit Verkriechen oder Unruhe, können aber auch urplötzlich einsetzen. Die Katze wird bewusstlos, fällt vornüber oder zur Seite, wobei die Gliedmaßen starr vom Körper weggestreckt werden und rudernde Bewegungen ausführen. Zuckungen durchlaufen den ganzen Körper, Speicheln und Kaubewegungen treten hinzu. Unbewusst kann Harn oder Kot abgesetzt werden. Nach dem Anfall sind die Katzen erschöpft.

Die Anfälle können unterschiedlich lange anhalten, in der Regel sind sie aber nach wenigen Minuten vorüber. Ebenso variieren die Zeitabstände, in denen sie wiederkehren, von wenigen Stunden bis zu mehreren Monaten.

Gefährlich sind mehrere Anfälle an einem Tag oder Anfälle, die länger als eine Viertelstunde andauern. Hat der Besitzer bei seiner Katze einen Krampfanfall beobachtet, sollte er sie dem Tierarzt vorstellen und den Anfall ausführlich schildern.

Diagnose: Nach Ausschluss anderer Anfallsursachen mittels Blut- und Röntgenuntersuchungen kann eine Computertomographie des Gehirns Klarheit schaffen.

Behandlung: Anfälle, die nur ein- oder zweimal jährlich auftreten, bedürfen keiner Behandlung. Häufigere Anfälle müssen durch Beruhigungsmittel unterdrückt werden, die durch eine allgemeine Dämpfung der Gehirnaktivität auch unkontrollierte Entladungen verhindern. Sie müssen, gegebenenfalls lebenslänglich, der Katze täglich verabreicht werden. Entsprechend muss die niedrigste Dosis gewählt werden, bei der die Katze trotz Dämpfung noch ein weitgehend normales Verhalten zeigt. Akute lang anhaltende Anfälle muss der Tierarzt durch intravenöse Verabreichung von Beruhigungsmitteln wie z.B. Valium beenden.

Krankheiten des Hormonsystems

▶ Schilddrüsenüberfunktion (Hyperthyreose)

Leitsymptome
→ Gewichtsabnahme trotz guten Appetits
→ Unruhe

Allgemeines: Diese Erkrankung, die länger schon in England und USA beobachtet wurde, wird nun auch seit wenigen Jahren zunehmend bei unseren Katzen diagnostiziert. Betroffen sind fast ausschließlich ältere Katzen (>12 Jahre), die Ursache sind meistens gutartige Knoten (Tumore) in der Schilddrüse, die zu viel Schilddrüsenhormon produzieren.

Symptome: Sie sind sehr vielfältig und gleichzeitig sehr typisch, weil die Schilddrüse einen weitreichenden Einfluss auf den Körper hat. Sie regt den Gesamtstoffwechsel an, auch indem sie das Herz zu mehr Arbeit antreibt.

Meist als Erstes fällt auf, dass die Katze viel Futter aufnehmen kann, ohne zuzunehmen oder sogar mehr frisst als früher und trotzdem abnimmt. Gleichzeitiger Durchfall erklärt diese Erscheinung zumindest teilweise. Positiv erscheint zunächst, dass die Katze plötzlich viel munterer wirkt und wieder umherspringt wie ein junges Tier. Allerdings kann die neue Unruhe auch von ständigem Miauen begleitet sein.

Sind die Auswirkungen der Überfunktion auf den Stoffwechsel zunächst noch fast willkommen, werden sie für das Herz zunehmend bedrohlich. Es wird durch die Hormone zu einer erhöhten Schlagfrequenz und dadurch gesteigerten Leistung gezwungen, was letztlich aber in einer Herzinsuffizienz mit allen lebensgefährlichen Folgen (Lungenödem, Bluthochdruck) resultiert.

Diagnose: Messung des Schilddrüsenhormonspiegels im Blut.

Behandlung:
- mit Tabletten, die die Schilddrüsenfunktion dämpfen, als Dauergabe;
- mit einer Behandlung mit radioaktivem Jod, wie sie Standard in der Humanmedizin zur Behandlung von Tumoren in der Schilddrüse ist;
- operative Entfernung der Schilddrüse.

Welche der Behandlungsmethoden im Einzelfall die beste ist, muss der Tierarzt entscheiden. Meist kommen die Radiojodtherapie oder eine Operation nur in Betracht, wenn die Medikamente, wie es vorkommen kann, nicht vertragen werden. Liegt außerdem bereits eine Herzinsuffizienz vor, so muss diese mit einer entsprechenden Therapie behandelt werden.

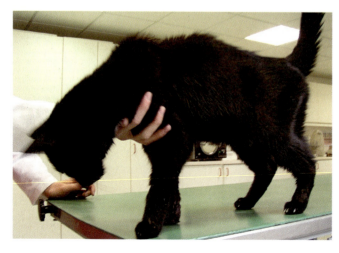

Abmagerung infolge einer Schilddrüsenüberfunktion.

Tumore

Der Begriff „Tumor" steht im medizinischen Sprachgebrauch zunächst für jegliche Art von Umfangsvermehrung. Dabei kann es sich um eine entzündliche Schwellung, eine lokale Fettansammlung oder eine richtige Gewebsneubildung handeln. Die Bezeichnung „Tumor" beinhaltet folglich primär noch keine ungünstige Prognose.

„Tumor" steht auch nicht automatisch synonym für „Krebs". Als „Krebs" galten ursprünglich nur bösartige Brustgeschwülste bei Frauen, die „krebsartig" ins umliegende Gewebe wuchern. Inzwischen hat es sich eingebürgert, auch bei bösartigen Geschwülsten in anderen Organen von Krebs zu sprechen.

Bösartig verhält sich ein Tumor, wenn er auch das benachbarte Gewebe infiltriert. Daher muss nach seiner chirurgischen Entfernung auch mit neuen Tumoren an der gleichen Stelle gerechnet werden (**Rezidivierung**). Darüber hinaus hat er die Neigung, sich in anderen Organen anzusiedeln, also **Tochtergeschwülste** (**Metastasen**) zu bilden. Bösartige Tumore wachsen oft sehr schnell, zum Teil innerhalb weniger Wochen, zu einer beachtlichen Größe heran.

Gutartige Tumore hingegen wachsen eher langsam, sind gegen das umliegende Gewebe gut abgegrenzt und bilden keine Metastasen. Nach ihrer vollständigen Entfernung treten sie nicht mehr in Erscheinung.

Welches Verhalten ein Tumor zeigt, kann bei der klinischen Untersuchung auf Grund seiner Wachstumsgeschwindigkeit, seiner Form und seiner Lokalisation nur vermutet werden. Die endgültige Aussage, ob gutartig oder bösartig, kann erst nach der histologischen Untersuchung eines entnommenen Tumors oder einer kleinen Gewebeprobe getroffen werden. Bei einer solchen **histologischen Untersuchung** (Histologie ist die Lehre von den Zellen und Geweben), die in der Regel in speziellen Laboratorien und nicht vom Tierarzt durchgeführt wird, werden die Proben mikroskopisch beurteilt.

Leider sind Statistiken zufolge die Mehrzahl der bei Katzen anzutreffenden Geschwülste bösartig. Umwelteinflüsse und erbliche Veranlagungen zählen wie beim Menschen zu den auslösenden Faktoren für ihr Wachstum. Alte Katzen sind vorrangig betroffen. Danach spielen aber bei jüngeren Katzen auch infektiöse Ursachen eine erhebliche Rolle. Vielen Tumoren liegt nämlich eine Leukoseinfektion (siehe Seite 45) zu Grunde.

Tumore können in sämtlichen Organen auftreten. Zu einem relativ frühen Zeitpunkt und schon in geringer Größe werden sie natürlich in der Haut wahrgenommen. In inneren Organen müssen sie erst eine bestimmte Größe erreicht haben, ehe sich in den befallenen oder in den benachbarten Organen Funktionsstörungen ergeben, die Krankheits-

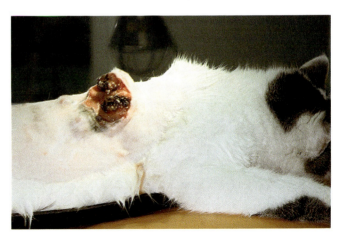

Tumor in der Haut.

symptome verursachen. Schmerzen bereitet das Tumorwachstum oft anfangs nicht.

Behandlung: Prinzipiell ist bei den meisten Neubildungen am und im Körper einer Katze zunächst die **chirurgische Entfernung** anzustreben. Ausnahme sind an mehreren Stellen auftretende Tumore, wie z.B. Lymphosarkome in den Lymphknoten. Diese häufig auch durch Leukose bedingten Tumore lassen sich mit einer Chemotherapie bekämpfen, da sie gleichzeitig überall die Tumorzellen trifft.

Chemo- wie auch **Bestrahlungstherapie** werden mittlerweile auch erfolgreich in der Tiermedizin zur Tumorbekämpfung eingesetzt. Sie bilden teilweise eine sinnvolle Nachbehandlung einer Operation, um die Rezidivierung oder Metastasierung zu verhindern. Außerdem kommen sie bei manchen Tumoren als Alternative zur chirurgischen Entfernung in Betracht.

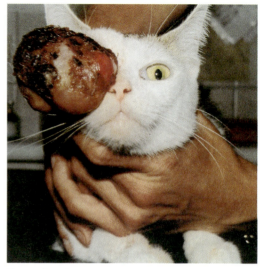

Tumor eines Auges.

Verhaltensstörungen

Hier lässt sich eine ganze Reihe von Störungen nennen, von denen hier nur Aggressivität und Unsauberkeit herausgegriffen werden sollen. Das Leckekzem ist bereits auf Seite 53 beschrieben.

Viele Verhaltensstörungen sind dabei eigentlich keine Störungen aus Sicht der Katze, sondern ganz normale Verhaltensweisen. Als Beispiel sei hier das Kratzen an der Tapete oder an Möbeln erwähnt, das für die Katze eine ganz normale Kennzeichnung ihres Reviers darstellt. Daneben sind vielfach falsche Haltungsbedingungen die Ursache abnormen, d.h. dem Menschen unangenehmen Verhaltens. So stellt für viele Katzen die reine Wohnungshaltung eine zu reizarme Umgebung dar, mit der Folge, dass sie aus Langeweile zu viel Futter aufnehmen oder sich zu intensiv belecken.

Daher sollte man sich, bevor man eine Katze aufnimmt, besonders wenn sie nur in der Wohnung leben soll, über ihre Bedürfnisse informieren und gegebenenfalls auch die Wohnungseinrichtung darauf abstimmen (siehe Kapitel Allgemeines).

▸ Aggressivität gegenüber Artgenossen

Allgemeines: Katzen sind im Gegensatz zu Hunden nicht grundsätzlich soziale, in Rudeln zusammenlebende Tiere. Daher kann es bei der Haltung von mehreren Katzen zusammen immer zu Spannungen kommen, die sich bis zu heftigen Attacken steigern. Auch kann generell nicht für jede Katze ein Artgenosse zur Gesellschaft empfohlen werden. Manche Katze fühlt sich als Einzeltier besser.
Darüber hinaus sind Katzen territoriale Tiere, die ihr Revier gegen Eindringlinge, vor allem der eigenen Art, zu schützen versuchen. Es ist normal, dass jede neu in den Haushalt aufgenommene Katze nicht freudestrahlend von den anderen begrüßt wird, sondern zunächst einmal angefaucht und sogar geschlagen wird.

Plötzlich auftretende Aggressionen unter Katzen, die sich bisher gut vertragen haben, können auf eine organische Erkrankung eines der Tiere hinweisen, aber auch relativ banale Gründe haben. Widerfährt z.B. einer Katze ein Schmerz, während die zweite daneben steht, wird die erste sie dafür verantwortlich machen und in Zukunft schon in Abwehrstellung gehen, wenn die andere auftaucht.

Maßnahmen: Grundsätzlich sollten Katzen, die in einem Haushalt zusammenleben, nach Möglichkeit kastriert werden. Dadurch wird das soziale Spannungspotenzial auf Grund hormoneller Einflüsse reduziert. Die Einführung neuer Artgenossen in eine Gruppe erfordert immer eine gewisse Geduld und gelegentlich auch besondere Gewöhnungsrituale.

Bei anhaltenden Aggressionsproblemen sollte auf jeden Fall der Tierarzt zu Rate gezogen werden.

▸ Aggressivität gegenüber Menschen

Allgemeines: Katzen scheinen gelegentlich ohne jeglichen Grund ihren Besitzer oder andere Familienmitglieder oder Besucher anzugreifen. Dabei fauchen sie die betreffende Person an, springen sie auch an und versuchen zu kratzen oder zu beißen. Teilweise können solche Attacken rein spielerischer Natur sein, indem die Katze, mangels anderer Gelegenheit, das Beutefangverhalten an Menschen übt.

Mögliche Gründe für aggressives Verhalten können eine nicht angepasste Behandlung der Katze sein, wenn sie z.B. vom Menschen Streicheleinheiten bekommt, die sie zu diesem Zeitpunkt nicht möchte. Katzen besitzen eine individuelle Toleranzgrenze und zeigen ihren Unwillen mehr oder minder deutlich.

Maßnahmen: Spielerische Angriffe sollten immer vom Menschen auf andere Objekte umzulenken versucht werden. Der angegriffene Mensch sollte zu diesem Zweck stets ein Objekt, beispielsweise eine Katzenangel, griffbereit halten, um auf diese Beute abzulenken.

Aggressivität gegenüber Menschen sollte immer zur Konsultation eines Tierarztes führen, da sich wirklich gefährliche Situationen für den Menschen ergeben können.

▶ Unsauberkeit

Allgemeines: Unsauberes Verhalten kann sowohl Harn- als auch Kotabsatz außerhalb der Katzentoilette bedeuten, zuweilen wird die Katzentoilette auch überhaupt nicht mehr benutzt.

Bei einer bislang stubenreinen Katze müssen zunächst auch organische Ursachen in Betracht gezogen werden. So wird meistens bei einer Blasenentzündung tröpfchenweiser Urinabsatz außerhalb des Katzenklos beobachtet. Bei starkem Durchfall kann der Kotabsatz nicht mehr kontrolliert werden. Auch bei alten Tieren kann es durch Gelenkserkrankungen und allgemeine Altersschwäche zu Unsauberkeit kommen.

Sind derartige Ursachen ausgeschlossen, muss nach veränderten Umweltfaktoren gesucht werden.
– Ist der Standort der Katzentoilette verändert worden?
– Hat ein Umzug oder eine Renovierung stattgefunden?
– Ist ein Familienmitglied dazugekommen oder weggegangen?
– Gibt es eine neue Katze im Haushalt oder im Revier?

Solche Veränderungen können eine Katze so verunsichern, dass sie mit Exkrementen außerhalb des Katzenklos darauf hinweisen möchte.

Maßnahmen: Zunächst sollten ein paar Grundregeln bezüglich der Katzentoilette überprüft werden:

Generell sollte man immer eine Toilette mehr als die Anzahl der Katzen zur Verfügung stellen. Selbst eine Katze benötigt eigentlich zwei Katzenklos, da Urin und Kot gerne räumlich getrennt voneinander abgesetzt werden.

Standort und Einstreu müssen der Katze angenehm sein: Der Standort sollte ruhig und leicht zugänglich sein.

Auf keinen Fall sollte man die Katze bestrafen, dies führt überwiegend zur Verschlimmerung der Situation!

Wenn diese Maßnahmen nicht den gewünschten Erfolg zeigen, sollte man frühzeitig den Tierarzt zu Rate ziehen, da sich unsauberes Verhalten in der Regel steigert. Er wird weitere Maßnahmen anraten und gegebenenfalls sogar Medikamente einsetzen.

Ein vor allem auch bei Harnmarkieren sehr hilfreiches Produkt, Feliway®, sei hier angeführt. Dieses Spray, das auch als Vernebler für die Steckdose erhältlich ist, enthält so genannte Pheromone, das sind Geruchsstoffe aus den Talgdrüsen der Katzen, die sie auch beim Köpfchenreiben unauffällig an Gegenständen verteilen. Diese Pheromone werden an den mit Urin verunreinigten Stellen aufgetragen und signalisieren der Katze, dass keine Harnmarkierung an dieser Stelle mehr notwendig ist. Darüber hinaus wirken sie aber auch entspannend und beruhigend auf die Katze, weshalb der Vernebler auch bei anderen Stresssituationen verwendet werden kann.

Von Katzen auf den Menschen übertragbare Krankheiten (Zoonosen)

Krankheiten, die von Tieren auf den Menschen übergehen können, heißen Zoonosen. Die wichtigsten Zoonosen, die auch durch Katzen übertragen werden können, sind im Folgenden einschließlich Schutzmaßnahmen kurz zusammengestellt.

Tollwut

Die Tollwut ist eine Virusinfektion, die alle warmblütigen Tiere, darunter auch den Menschen, befallen kann. Sie wird vorrangig durch Bissverletzungen übertragen. Tollwut ist nicht heilbar (Heilversuche bei Tieren sind sogar gesetzlich verboten!) und verläuft immer tödlich.

Krankheitsverdächtige Tiere müssen dem zuständigen Veterinäramt gemeldet werden, das Bekämpfungsmaßnahmen wie wochenlange Quarantäne oder sogar Tötung anordnen kann.

Menschen, die von einem möglicherweise tollwütigen Tier verletzt wurden, sollten die Wunde – nach Empfehlung des Bundesgesundheitsamtes – möglichst sofort mit heißem Wasser und Seife auswaschen und anschließend z.B. mit Alkohol desinfizieren, bevor sie sich umgehend zum Arzt oder in ein Krankenhaus begeben. Während der folgenden Inkubationszeit wird durch eine gleichzeitige aktive und passive Immunisierung des Menschen versucht, den Ausbruch der Krankheit zu verhindern (siehe Seite 49).

Vorbeugung: Sicheren Schutz bietet die regelmäßige Schutzimpfung aller Katzen, die möglicherweise mit tollwütigen Tieren zusammentreffen, d.h. sich im Gelände frei bewegen können. Die Impfung schützt nicht nur die Katze vor der tödlichen Infektion, sondern verhindert auch, dass die Katze sie an den Besitzer oder andere Personen oder Tiere weitergibt. Ungeimpfte Katzen dürfen sich in Tollwutgebieten nicht frei bewegen.

Toxoplasmose

Allgemeines: Die Toxoplasmose wird durch den einzelligen Parasiten *Toxoplasma gondii* verursacht. Katzen sind Endwirte dieses Parasiten, ohne selbst Krankheitserscheinungen zu zeigen. Sie scheiden dann, meist aber nicht kontinuierlich, die „Eier", so genannte **Oozysten**, mit ihrem Kot aus, mit denen sich viele Säugetierarten und der Mensch infizieren können. Reine Wohnungskatzen kommen, im Gegensatz zu Freiläufern, kaum als Überträger in Frage.

Daneben stellt auch der Genuss rohen Schweinefleischs, beispielsweise in Form von Schweinemett, eine Infektionsquelle für den Menschen dar.

Die Infektion verläuft beim Menschen in der Regel symptomlos, selten treten kurzzeitige grippeähnliche Beschwerden auf. Die Infektion führt aber zu einer Antikörperbildung, die Schutz vor erneuter Infektion gewährt. Nur bei Menschen mit gestörtem Immunsystem, wie bei AIDS-Patienten, kann die Toxoplasmose u.a. zu einer Hirnhautentzündung führen und sogar tödlich enden.

Toxoplasmose und Schwangerschaft: Die Toxoplasmose ist gefährlich für ungeborene Kinder im Mutterleib. Durch eine Ansteckung während der Schwangerschaft kann es zu einer Fehlgeburt oder zu schweren Missbildungen kommen. Bei Schwangeren wird deshalb durch eine Blutuntersuchung überprüft, ob sie durch einen ausreichenden Antikörpergehalt im Blut geschützt sind.

Ist kein ausreichender Schutz nachweisbar, besteht prinzipiell auch die Möglichkeit einer Infektion über Katzenkot.

Vorbeugung für Schwangere:
- Katzentoilette zweimal täglich kontrollieren und reinigen. In frischem Katzenkot befinden sich noch keine infektionsfähigen Oozysten, sie benötigen hierzu zwei Tage Entwicklungszeit.
- Beim Reinigen der Katzentoilette empfiehlt es sich, Handschuhe zu tragen oder diese Arbeit generell einem anderen zu überlassen.

Derzeit erlauben weder Kot- noch Blutuntersuchungen eine zuverlässige Aussage darüber, ob eine Katze *Toxoplasma*-Träger ist.

Echinokokkose

Allgemeines: *Echinococcus multilocularis* (der Fuchsbandwurm) ist ein nur 2 cm langer, fünfgliedriger Bandwurm, der vorrangig bei Füchsen, manchmal aber auch beim Hund und seltener bei der Katze vorkommt. Katzen infizieren sich vor allem durch den Verzehr von Feldmäusen, die als Zwischenwirte die Jugendstadien des Bandwurms beherbergen.

Für den Menschen ist der Fuchsbandwurm besonders gefährlich, weil auch der Mensch als Zwischenwirt (d.h. als Finnenträger, nicht jedoch als Wirt für den Bandwurm) in Frage kommt. Der Mensch kann sich mit den Eiern, die auf mit Fuchskot beschmutzten Beeren, Pilzen, Fallobst oder im Hunde- oder Katzenkot und -fell vorhanden sind, anstecken. Anschließend entwickeln sich vornehmlich in Leber, Lunge und Gehirn kleine Blasen, gefüllt mit Bandwurmfinnen, die sich rasch ins umliegende Gewebe ausbreiten. Daher ist eine operative Entfernung schwierig, die Erkrankung verläuft meist tödlich. Bislang war die Echinokokkose durch den Fuchsbandwurm auf die südlichen Bundesländer Bayern und Baden-Württemberg beschränkt, mit der Zunahme der Fuchspopulation breitet er sich zunehmend in Deutschland aus.

Vorbeugung: Regelmäßige Entwurmungen mit einem Bandwurmmittel beseitigen den Befall bei der Katze.

Hautpilzinfektionen

Allgemeines: Die bei Katzen vorkommenden Hautpilze, *Microsporum*- und *Trichophyton*-Arten, sind auch auf den Menschen übertragbar. Die Katze muss nicht unbedingt offensichtlich selbst erkrankt sein, besonders Langhaarkatzen können nur Träger dieser Pilze sein, ohne Beschwerden zu zeigen.

Beim Menschen treten bevorzugt an Händen, Unterarmen, Hals und Gesicht kreisrunde, schuppige Flecken von Eurogröße auf, die von einem geröteten Saum umgeben sind.

An diesen Stellen besteht auch Juckreiz. Katzenbesitzer, die solche Veränderungen an sich wahrnehmen, sollten zunächst den Hautarzt und mit der Katze den Tierarzt aufsuchen. Mit geeigneten Salben verschwindet die Infektion beim Menschen in der Regel schnell wieder.

Vorbeugung: Allgemeine Hygienemaßnahmen im Umgang mit der Katze beachten. In Risikobeständen sind auch Schutzimpfungen der Katzen gegen Pilzbefall möglich.

Verzeichnisse

▶ Glossar

akut: plötzlich auftretend und schnell verlaufend.
Allergie: Überempfindlichkeit gegenüber harmlosen Stoffen.
Anämie: Mangel an roten Blutkörperchen.
Antibiotika: aus Pilzen gewonnene oder synthetisch hergestellte Stoffe, die Bakterien abtöten oder zumindest im Wachstum hemmen.
Antibiogramm: Test, in dem die Empfindlichkeit von Bakterien gegenüber bestimmten Antibiotika ermittelt wird.
Antimykotika: das Pilzwachstum beeinflussende Mittel.
Antikörper: vom Körper zur Abwehr von Krankheiten gebildete Eiweißstoffe
Antikörper-Titer: Verdünnung des Blutes, bei der noch Antikörper nachgewiesen werden können.
Antiparasitika: Medikamente gegen Parasiten.
Apathie: Lustlosigkeit.
Applikation: Verabreichen (von Arzneimitteln).
Asthma: anfallsweise auftretende Atemnot.
Auskultation: Abhören von Geräuschen im Körper.
bakteriell: durch Bakterien hervorgerufen.
Breitbandantibiotika: Antibiotika, die gegen mehrere verschiedene Bakterien wirken.
Bronchoskopie: Betrachtung der Bronchien von innen mittels eines speziellen Instruments (Bronchoskop).
Chemotherapie: Behandlung mit Medikamenten, die Infektionserreger oder Tumorzellen im Organismus hemmen.
chronisch: über einen längeren Zeitraum verlaufend.
Computertomographie: röntgendiagnostisches Verfahren.
Depotinjektion: Injektion eines Arzneimittels, das nur langsam freigesetzt wird und dessen Wirkung daher länger anhält.
Dermatitis: oberflächliche Hautentzündung.
Desensibilisierung: Behandlung mit Allergie erzeugenden Stoffen in geringer Dosierung, um die Überempfindlichkeit abzubauen.
Disposition: Neigung zu einer Krankheit.
EEG = Elektroenzephalogramm: Messung der Gehirnströme.
Eiter: Absonderung bei bakteriellen Entzündungen, aus Leukozyten, abgestorbenen Zellen und Bakterien bestehen.
EKG = Elektrokardiogramm: Messung der Reizströme am Herzen.
Ekzem: Hautausschlag.
Endoskopie: Betrachtung von Körperhohlräumen von innen mittels spezieller Instrumente (Endoskope).
Endwirt: Lebewesen, die die geschlechtsreifen Formen von Parasiten beherbergen.
Erythrozyt: rotes Blutkörperchen.
Euthanasie: Herbeiführen eines schmerzlosen Todes.
Fermente: Proteine, die der Verdauung dienen.
Fetus: Frucht im Mutterleib nach Abschluss der Organentwicklung.
Fraktur: Knochenbruch.
Gastritis: Magenschleimhautentzündung.
Hepatitis: Leberentzündung.
Histologie: Lehre von den Zellen und Geweben.
Immuninducer: Mittel zur Stimulation des Abwehrsystems.
Immunität: Unempfindlichkeit für Krankheitserreger nach vorherigem Erregerkontakt und Antikörperproduktion.
Immunologie: Lehre von den Abwehrmechanismen des Körpers.
Infektion: Eindringen und Vermehren von Krankheitserregern in einem Organismus.
Infusion: tropfenweises Einfließenlassen von Flüssigkeiten in eine Vene.
Injektion: Verabreichen einer Spritze.
Inkubationszeit: Zeit vom Eindringen eines Krankheitserregers bis zum Auftreten der ersten Krankheitsanzeichen.
Interferon: körpereigener Eiweißstoff u.a. zur Abwehr einer Virusvermehrung.
Intravenös: in eine Vene.
Kastration: Entfernung der Keimdrüsen (Eierstöcke oder Hoden).
Keratitis: Hornhautentzündung.
Klistier: Mittel für einen Darmeinlauf.
Konjunktivitis: Bindehautentzündung.
Koma: Bewusstlosigkeit.
komatös: bewusstlos.

Larve: nicht geschlechtsreife Jugendstadien verschiedener Parasiten.
Leukozyt: weißes Blutkörperchen.
Metastase: Tochtergeschwulst.
mykotisch: durch Pilze hervorgerufen.
Nymphe: Entwicklungsstadium bei Gliederfüßlern.
oral: durch den Mund.
Phonendoskop: Gerät zur Auskultation.
Prognose: Vorhersage für den Krankheitsverlauf.
Punktat: durch eine Punktion gewonnenes Material.
Punktion: Entnahme von Flüssigkeit durch einen Einstich.
Puppe: Umwandlungsstadium von der Larve zum geschlechtsreifen Insekt.
Quarantäne: Absonderung ansteckungsverdächtiger Tiere für einen bestimmten Zeitraum.
rektal: über den Enddarm.
Resistenztest: Prüfung der Empfindlichkeit von Bakterien gegen Antibiotika.
Sekret: Drüsenabsonderung.
Sekundärinfektion: Infektion eines bereits mit einem Krankheitserreger befallenen und dadurch geschwächten Organismus mit einem weiteren Erreger.
Sinusitis: Nasennebenhöhlenentzündung.
Sterilisation: Unfruchtbarmachung.
Steroidhormone: Hormone mit ähnlichem chemischen Grundgerüst, z. B. Cortison, Östrogene.
Symptom: Krankheitsanzeichen.
viral: durch Viren hervorgerufen.
Zwischenwirt: Lebewesen, die die Jugendstadien von Parasiten beherbergen.
Zyste: flüssigkeitsgefüllte Blase im Gewebe.

▶ Literatur

BOCH, J./ SUPPERER, R. (1983): Veterinärmedizinische Parasitologie. Parey Verlag, Hamburg.
HART, B./ HART, L. (1991): Verhaltenstherapie bei Hund und Katze. Enke Verlag, Stuttgart.
HORZINEK, M. C. (1990): Virusinfektionen bei Katzen. Enke Verlag, Stuttgart.
HORZINEK, M. C.; SCHMIDT, V.; LUTZ, H. (HRSG.) (2003): Krankheiten der Katze, Enke Verlag Stuttgart.
KRAFT, W. (1984): Kleintierkrankheiten, Bd. 1. Ulmer Verlag, Stuttgart.
KRAFT, W./ DÜRR, U. (1991): Katzenkrankheiten. Verlag M. & H. Schaper, Alfeld/Leine.
ROLLE, M./ MAYR, A. (1984): Medizinische Mikrobiologie, Infektions- und Seuchenlehre. Enke Verlag, Stuttgart.
SCHROLL, S./ DEHASSE, J. (2004):Verhaltensmedizin bei der Katze, Enke Verlag, Stuttgart
WRIGHT, M./ WALTERS, S. (HRSG.) (1985): Die Katze – Handbuch für Haltung und Pflege. Mosaik Verlag, München.

▶ Bildquellen

Titelfoto: Imagepoint / Wolfgang Weinhäupl
Kneissler, N.: Seite 57
Neu, H.: Seite 44, 46, 47, 61, 80, 85
Fa. Pfizer, Karlsruhe: Seite 76r.M., 77, 78r.u.
Winkelmann, H.: Seite 95, 97l.
Winkelmann, J.: Seite 79
Alle weiteren Fotos stammen aus dem Archiv der Autorin.
Die Grafiken fertige Kerstin Heß, Stuttgart, nach Vorlagen der Autorin und aus der Fachliteratur.

❯ Impressum

DR. MED. VET. ANETTE HUHN ist seit vielen Jahren als Tierärztin in einer Kleintierpraxis tätig; sie hat sich dabei insbesondere auf die Behandlung von Katzen spezialisiert.

In diesem Buch sind die Namen von Medikamenten, die zugleich eingetragene Warenzeichen sind, als solche nicht besonders kenntlich gemacht. Es kann also aus der Bezeichnung der Ware mit dem für diese eingetragenen Warenzeichen nicht geschlossen werden, daß die Bezeichnung ein freier Warenname ist. Die Markennamen wurden nur beispielhaft aufgeführt. Hinsichtlich der in diesem Buch angegebenen Dosierungen von Medikamenten usw. wurde die größtmögliche Sorgfalt beachtet. Gleichwohl werden die Leser aufgefordert, die entsprechenden Prospekte der Hersteller zur Kontrolle heranzuziehen.

Die beispielhafte Auflistung von Medikamenten bzw. Wirkstoffen ist kein Beweis dafür, dass diese in Deutschland zugelassen sind. Der behandelnde Tierarzt ist aufgefordert, die jeweilige (Zulassungs)Situation zu überprüfen.

Die in diesem Buch enthaltenen Empfehlungen und Angaben sind vom Autor mit größter Sorgfalt zusammengestellt und geprüft worden. Eine Garantie für die Richtigkeit der Angaben kann aber nicht gegeben werden. Der Autor und der Verlag übernehmen keinerlei Haftung für Schäden und Unfälle.

Bibliografische Information der Deutschen Nationalbibliothek
Die Deutsche Nationalbibliothek verzeichnet diese Publikation in der Deutschen Nationalbibliografie; detaillierte bibliografische Daten sind im Internet über http://dnb.d-nb.de abrufbar.

ISBN-13: 978-3-8001-4873-8
ISBN-10: 3-8001-4873-0

Das Werk einschließlich aller seiner Teile ist urheberrechtlich geschützt. Jede Verwertung außerhalb der engen Grenzen des Urheberrechtsgesetzes ist ohne Zustimmung des Verlages unzulässig und strafbar. Das gilt insbesondere für Vervielfältigungen, Übersetzungen, Mikroverfilmungen und die Einspeicherung und Verarbeitung in elektronischen Systemen.

© 1995, 2006 Eugen Ulmer KG
Wollgrasweg 41, 70599 Stuttgart (Hohenheim)
E-Mail: info@ulmer.de
Internet: www.ulmer.de
Lektorat: Dr. Martina Lackhoff, Antje Springorum
Herstellung: Ulla Stammel
Umschlagentwurf: Atelier Reichert, Stuttgart
Satz: KL-Grafik, München
Repro: Typomedia, Ostfildern
Druck und Bindung: Druckerei zu Altenburg, Altenburg

Printed in Germany

Stichwortverzeichnis

Abmagerung 74, 78, 82
Abort 93
Abszess 60
Aggressivität 103
Akne 59
Allergie 24, 60
Analdrüsenentzündung 62
Anämie 45, 86
Antiarrhythmika 85
Antibiotika 33
Antikörper 15, 36, 37
Antikörpertiter 36, 48
Arthritis 96
Arthrose 96
Aspirin 85
Asthma 84
Aufzucht, Welpen 26
Augenerkrankungen 63
Augenzittern 98
Aujeszkysche Krankheit 49
Ausfluss 91, 93, 94
Ausrenkung 95
Austrocknung 45

Baden 28
Ballaststoffe 25, 79
Bandwürmer 35, 77
Bauchfellentzündung 47
Bauchspeicheldrüsenentzündung 81
Bauchschmerzen 74, 81
Beruhigungsmittel 30, 99
Bestrahlungstherapie 102
Bewegungsapparaterkrankungen 95
Bewusstlosigkeit 82, 98
Bindehautentzündung 63, 64, 65
Blähungen 74, 81
Blasenentzündung 87
Blasensteine 87
Blumenkohlohr 68
Blut 12, 14
Blutarmut 86
Blutdruck 13, 85
Blutdruckmessung 86
Blutgerinnsel 85
Bluthochdruck 86, 100
Blutung 41, 86, 93

Bluttransfusion 86
Blutverlust 86
Blutwäsche 89
Blutzuckermessung 82
Blutzuckerspiegel 82
Borreliose 57
Bronchitis 84

Caliciviren 43
Canini 11
Cerclage 69
Chemotherapie 102
Chip 29

Darmverschluss 73
Dermatitis 52, 54
Diabetes mellitus 82
Diät 25, 27
Dialyse 89
Druckverband 41
Duftdrüsen 7
Duftmarken 38
Duftsignale 7
Durchfall 74
Durst 82, 88

Echinokokkose 106
Eierstockszyste 38, 91
Eiter 60
Eklampsie 94
Ekzem 60
Elektrokardiogramm (EKG) 13, 85
Empfängnisverhütung 38
Endoskopie 72, 73
Entwurmung 35, 75
Eosinophiles Granulom 61
Epilepsie 99
Erblindung 86
Erbrechen 72
Eustachische Röhre 9, 68
Euthanasie 31

Fehlgeburt 93
Feline Infektiöse Peritonitis (FIP) 47
Felines Immundefizienzvirus (FIV) 45, 47
Felines Leukosevirus (FeLV) 45

Feline odontoklastische resorptive Läsionen 71
Fell
Fettschwanz 53
Fieber 43
Fiebermessen 39
Finnen 77, 106
Fistel 62
FIP 47, 86
FIV 47
Flehmen 10
Fliegenmaden 57
Flohbefall 54
Flohallergie 54, 60
Flüssigkeitsbedarf 26
Flüssigkeitsverlust 45, 74
FORL 71
Fraktur 97
Fremdkörper 73, 83
Fuchsbandwurm 77, 106
Futter 22
Futtermittelallergie 24, 61
Futterumstellung 61, 74

Gastritis 73
Gebärmuttererkrankung 38
Gebärmutterentzündung 91, 93
Geburt 18
Geburtsschwierigkeiten 93
Gelbsucht 80
Gelenkentzündung 96
Gesäugeentzündung 91
Gesäugetumor 38, 92
Geschlechtsreife 17, 18
Geschlechtshormone 17, 18, 38
Gewichtsverlust 80, 81, 88, 100
Giardiose 79
Grundimmunisierung 37

Haarausfall 52
Haarballen 72
Hakenwürmer 77
Halskragen 40
Harnabsatz 87
Harngrieß 87
Harnröhrenverschluss 88
Harnspritzen 38, 90
Harnsteine 87